Verhaltenstherapie bei ADHS im Jugendalter

Julia Geissler
Timo D. Vloet
Marcel Romanos
Ulrike Zwanzger
Thomas Jans

Verhaltenstherapie bei ADHS im Jugendalter

Ein modular aufgebautes Therapieprogramm

hogrefe

Dr. Julia Geissler, geb. 1981. 2002–2008 Studium der Psychologie in Würzburg. Seit 2011 tätig an der Klinik für Kinder- und Jugendpsychiatrie, Psychosomatik und Psychotherapie des Universitätsklinikums Würzburg. 2013 Promotion.

PD Dr. Timo D. Vloet, geb. 1974. 1995–2001 Studium der Humanmedizin an der RWTH Aachen. 2006–2016 Oberarzt an der Klinik für Kinder- und Jugendpsychiatrie Aachen. 2012 Habilitation. 2013 Hermann-Emminghaus-Preis. 2015 Auszeichnung zum RWTH Lecturer. Seit 2016 Leitender Oberarzt an der Klinik und Poliklinik für Kinder- und Jugendpsychiatrie, Psychosomatik und Psychotherapie am Universitätsklinikum Würzburg.

Prof. Dr. Marcel Romanos, geb. 1975. 1995–2002 Studium der Humanmedizin in Würzburg und Hamburg. 2004 Promotion. Seit 2008 Facharzt für Kinder- und Jugendpsychiatrie und Psychotherapie. 2009 Habilitation. Ab 2010 W2-Professur an der Ludwig-Maximilians-Universität München. 2012 Lehrstuhl und Direktor der Klinik für Kinder- und Jugendpsychiatrie, Psychosomatik und Psychotherapie am Universitätsklinikum Würzburg.

Dipl.-Psych. Ulrike Zwanzger, geb. 1980. 2001–2007 Studium der Psychologie in Würzburg. 2008–2016 tätig an der Klinik für Kinder- und Jugendpsychiatrie, Psychosomatik und Psychotherapie des Universitätsklinikums Würzburg. Seit 2016 tätig an der Klinik für Psychiatrie, Psychosomatik und Psychotherapie im Kindes- und Jugendalter in Nürnberg. 2014 Approbation als Kinder- und Jugendlichenpsychotherapeutin.

PD Dr. Thomas Jans, geb. 1968. 1989–1995 Studium der Psychologie in Würzburg. Seit 1995 tätig an der Klinik für Kinder- und Jugendpsychiatrie, Psychosomatik und Psychotherapie des Universitätsklinikums Würzburg, seit 2012 als leitender Psychologe. 1999 Approbation als Psychologischer Psychotherapeut. 2001 Promotion. 2017 Habilitation.

Bibliografische Information der Deutschen Nationalbibliothek
Die Deutsche Nationalbibliothek verzeichnet diese Publikation in der Deutschen Nationalbibliografie; detaillierte bibliografische Daten sind im Internet über http://dnb.dnb.de abrufbar.

Hogrefe Verlag GmbH & Co. KG
Merkelstraße 3
37085 Göttingen
Deutschland
Tel. +49 551 999 50 0
Fax +49 551 999 50 111
verlag@hogrefe.de
www.hogrefe.de

Illustrationen: © Karla-Gerlinde Schraut, Rosenheim
Satz: ARThür Grafik-Design & Kunst, Weimar
Druck: Hubert & Co, Göttingen
Printed in Germany
Auf säurefreiem Papier gedruckt

1. Auflage 2019

(E-Book-ISBN [PDF] 978-3-8409-2979-3; E-Book-ISBN [EPUB] 978-3-8444-2979-4)
ISBN 978-3-8017-2979-0
http://doi.org/10.1026/02979-000

Inhaltsverzeichnis

Vorwort ... **7**

Kapitel 1: Einleitung ... **9**

1.1 Symptomatik, Komorbidität und Verlauf ... 9
1.2 Diagnostik ... 10
1.2.1 Diagnostiksysteme ICD-10 und DSM-5 ... 10
1.2.2 Diagnosestellung ... 10
1.2.3 Differenzialdiagnostik ... 15

Kapitel 2: Ätiologie ... **17**

Kapitel 3: Pharmakotherapie der ADHS ... **18**

3.1 Psychostimulanzien ... 18
3.2 Atomoxetin (ATX) ... 20
3.3 Guanfacin (GXR) ... 21

Kapitel 4: Forschungsstand zur Verhaltenstherapie bei ADHS ... **23**

Kapitel 5: Konzept des Therapiemanuals ... **25**

Kapitel 6: Manual zur Kurzzeit-Verhaltenstherapie bei Jugendlichen mit ADHS ... **27**

6.1 Struktur des Therapiemanuals ... 27
6.2 Ablauf der Therapiesitzungen ... 28
6.3 Kurzvorstellung der Therapieinhalte ... 29
6.3.1 Basis- und Abschlussmodul ... 29
6.3.2 Schwerpunktmodule ... 30
6.4 Hinweise zur Modulauswahl ... 32
6.5 Inhalte der einzelnen Therapieeinheiten ... 34
6.5.1 Basismodul: ADHS und ich ... 34
6.5.2 Modul A: Mit System läuft's – Verbesserung von Alltagsorganisation und -planung ... 39
6.5.3 Modul B: Volle Konzentration – Kampf gegen Chaos, Ablenkbarkeit und Aufschieberitis ... 44
6.5.4 Modul C: Think Positive – Die Macht der positiven Gedanken ... 48
6.5.5 Modul D: Das Emotions-Modul – Der richtige Umgang mit (negativen) Gefühlen ... 55
6.5.6 Modul E: Weniger Stress – mehr Zufriedenheit: Strategien zum Problemlösen und gegen Stress ... 60
6.5.7 Modul F: Das Medikations-Modul – Den richtigen Umgang mit der ADHS-Medikation finden ... 66
6.5.8 Modul G: Die Suche nach dem Kick ... 74

6.5.9 Modul H: Verbesserung der familiären Kommunikation (Für Jugendliche und Eltern) ... 80
6.5.10 Modul I: Erziehungscoaching (Für Eltern) ... 85
6.5.11 Modul J: Die eigene Gesundheit im Blick behalten (Für Eltern) ... 90
6.5.12 Abschlussmodul: Wiederholung der wichtigsten Therapieinhalte ... 93

Literatur ... **95**

Anhang ... **100**

Übersicht über die Arbeitsblätter auf der CD-ROM ... 100

CD-ROM

Die CD-ROM enthält PDF-Dateien aller Materialien, die zur Durchführung des Therapieprogrammes verwendet werden können.

Die PDF-Dateien können mit dem Programm Acrobat® Reader (vgl. www.adobe.com/de/reader) gelesen und ausgedruckt werden.

Vorwort

Warum denn das? Noch ein Manual zur Aufmerksamkeitsdefizit-/Hyperaktivitätsstörung (ADHS)? Gibt es nicht schon genug davon?!

Dazu lässt sich Folgendes sagen: Ja, es wird genug Manuale geben, wenn es noch dieses eine Manual gibt! Dieses Manual hat ein Alleinstellungsmerkmal und füllt so eine Lücke im „Werkzeugkasten Psychotherapie ADHS".

Was ist also das Besondere an diesem Manual? Es ist spezifisch auf das Jugendalter zugeschnitten! Es ist voll bewährter, evaluierter verhaltenstherapeutischer Therapiesystematik und doch erlauben die übersichtlichen zehn Module und eine Fülle von Arbeitsvorlagen ein auf den einzelnen Patienten individuell zugeschnittenes Behandeln. Es gibt viele Arbeitsblätter – diese dienen jedoch nicht der Belehrung, wovon Jugendliche mit ADHS oft schon längst „die Nase voll haben". Es sind Arbeitsblätter zum Selbstverständnis und zur Stärkung von Selbstwirksamkeit, so dass der jugendliche Patient Klarheit und Kompetenzen gewinnt, was zur Selbstwertentwicklung beiträgt und Bewältigungsspielräume öffnet: Was ist mein eigenes Anliegen, und welches sind meine mir selbst gegebenen Begabungen und familiären und gesellschaftlichen Ressourcen zur besseren Lebensbewältigung? Der Patient steuert so – allerdings mit vorgegebener evaluierter therapeutischer Systematik und in professioneller Obhut – selbst aktiv die Entwicklung von Störungsbewusstsein und -verständnis sowie von Therapiemotivation mit und ist mitgestaltend bei inhaltlichen Therapieschritten im Rahmen der Module.

Mit der Offenheit für eine individuelle Anpassung therapeutischer Maßnahmen entgeht das Manual dem üblichen Vorwurf an manualisierte Therapien, dass nämlich dem Patienten, weil er vornehmlich wie auf der Schulbank standardisiert Vorgegebenes „ohne Rücksicht auf Verluste" (Drop-out ist „non-compliance", eben „Pech gehabt und selber schuld") zu lernen hätte, Lernpflichten auferlegt würden, die an seinem spezifischen Hilfebedarf und Begabungsprofil der Selbsthilfe u. U. rücksichtslos vorbeigehen und langweilen.

Natürlich gilt im Manual das Augenmerk zunächst den Kernsymptomen von ADHS (Abgelenktheit, Impulskontrollschwäche und Hyperaktivität, die im Jugendalter oft das geringere Problem ist), sonst wäre das Manual nicht störungsspezifisch. Aber es ist eben auch alters- bzw. entwicklungsangepasst, „handwerklich" auf das alltägliche Problemfeld und den Handlungsspielraum des jeweiligen Jugendlichen zugeschnitten. ADHS beinhaltet bei Jugendlichen andere altersspezifische Symptomausprägungen als etwa bei Kleinkind und Kind, andere Begleitstörungen (Komorbidität: Depression, Angststörung), Fragestellungen (Selbstwert, Freundschaftsbeziehungen), Gefährdungen (Dissozialität, Suchtmittelkonsum, Schulversagen, Risikoverhalten) und somit auch altersspezifische individuelle Anliegen. Andererseits verfügt zugleich der Jugendliche über andere, gegenüber dem früheren Kindesalter wesentlich erweiterte und erweiterbare Handlungsspielräume zur Selbsthilfe (Selbständigkeit, kognitive Reife). Darauf nimmt das Manual entscheidend Rücksicht, was ihm ein weiteres Alleinstellungsmerkmal gibt.

Zehn Module und eine stattliche Anzahl von Arbeitsvorlagen ergeben – einem reichlich und professionell ausgestatteten Werkzeugkasten gleich – eine kompetente Handreichung, die auf evaluierten Prinzipien kognitiver Verhaltenstherapie gründet. Besonderes Qualitätsmerkmal ist dazu die Erfahrung der Autorengruppe: Sie hat langjähriges Praxiswissen in Diagnostik und Behandlung von Patienten mit ADHS angehäuft. Darüber hinaus hat sie aber noch aus begleitenden wissenschaftlich anspruchsvollen Therapiestudien zu ADHS im Kindes-, Jugend- und Erwachsenenalter (Klinische Forschergruppe ADHS, Multicenter Therapiestudie ADHS) in auch international begutachteter Schule gelernt, therapeutisch „die Spreu vom Weizen zu trennen", Wichtiges und Wirksames der Therapie zuzuführen und Nebensächlichkeiten bei Seite zu lassen und systemische wie auch psychopharmakologische Aspekte in der Psychotherapie nicht zu vernachlässigen. Denn, obwohl oder gerade weil es ein verhaltenstherapeutisches Konzept ist – ein psychotherapeutisches also – fehlt es in dem Manual nicht an Anleitung, die psychoedukativen und therapeutischen Ressourcen von Elternarbeit und medikamentöser Behandlung von ADHS im Jugendalter zu thematisieren. Das Manual spielt pädagogische, psychotherapeutische und medikamentöse Behandlungsansätze nicht gegeneinander aus, vielmehr sind sie den gerade erschienenen S3-Leitlinien ADHS entsprechend in Beziehung gebracht.

Die Module geben jeder Sitzung eine klare inhaltliche, zeitliche, materielle (Arbeitsblätter) und organisatorische Struktur. Die Arbeitsblätter sind aufgabenzentriert, textlich knapp und durchaus nicht unbedingt immer leicht verdauliche Lektüre – eben dem Jugendalter angepasst –, sehr klar in den Anweisungen zur Selbsthilfe, zugleich aber mit Bildern, Schemata und Materialien attraktiv ausgestattet. Inhaltlich befassen sich die Module u.a. mit Störungsbewusstsein, Selbstorganisation, Strategien der Emotions- und Stressregulation, der Selbstwirksamkeit und Compliance bei Medikation.

Der Jugendliche lebt nicht im Labor. Familie, Schule und Freizeitbereiche, Facebook und das Internet überhaupt, die Follower bei Instagram, oder auch Auslandsreisen sind mehr oder weniger seine Welt. Bei all dieser Außenbestimmtheit gibt es aber die reflektierte intime subjektive Welt des Jugendlichen, vielleicht die stille und doch mächtige Sehnsucht, nach viel Versagenserleben und einer „Marathonstrecke" von „nicht richtig und nur Sorge und Ärger sein", Liebe und Wertschätzung erfahren zu dürfen; vielleicht bestimmen Schuldgefühle und Versagensängste und eine unbeantwortete Sinnfrage inneres Leiden.

Die systemischen Aspekte und die subjektiven Erlebensweisen haben in den Modulen ihren Platz oder die Module geben Freiräume dazu. So sind beispielsweise neben den Einzelsitzungen mit dem Jugendlichen auch Eltern-Kind-Module obligatorisch. Selbstfürsorge und das Leben mit selbst kranken Eltern sind nicht nur Stichworte, sondern Behandlungsgegenstand.

Complianceprobleme sind in der Therapie der ADHS gleichsam störungsspezifisch, insbesondere bei Jugendlichen. Die Zeit ist nicht nur bei den Eltern und außerfamiliären Bezugspersonen, sie ist auch bei den Jugendlichen knapp bemessen. Termine sind regelhaft sehr flexibel einzusetzen. Das modulare System des Manuals gibt dazu die Möglichkeit. Jedes Modul verteilt sich auf zwei einstündige Sitzungen, die sich flexibel dem „Tempo" des Patienten anpassen lassen. Unterbrechungen durch Krankheit oder Ferienabwesenheit sind kein grundsätzliches Complianceproblem.

Kurz: Das Manual empfiehlt sich dringend für die Handbibliothek jedweder Berufsgruppe, die sich der Psychotherapie von Jugendlichen mit ADHS widmet. Es ist ein „professioneller therapeutischer Werkzeugkasten", es enthält dazu eine praxisbewährte, wissenschaftlich fundierte Gebrauchsanweisung, auf das Jugendalter bezogene Leitlinien. Therapeutische Arbeit soll lösungsrelevant wirksam sein, sie möge dazu Patient und Therapeuten wechselseitig zu einer Beziehung verhelfen, zu Klarheit auch, die wechselseitig zu Orientierung, Lösungskompetenz und Wertschätzung verhilft und die bei aller Mühsal der therapeutischen Zusammenarbeit Freude und manches Lachen nicht nur zulässt, sondern auch fördert. Das Manual dient diesem Anliegen. Und so möge das Manual reichlich Freunde und Verwendung finden.

Würzburg, im Frühjahr 2019

Andreas Warnke

Kapitel 1
Einleitung

1.1 Symptomatik, Komorbidität und Verlauf

Die Aufmerksamkeitsdefizit-/Hyperaktivitätsstörung (ADHS) stellt mit einer Prävalenz von 3–6 % die häufigste psychiatrische Störung des Kinder- und Jugendalters dar und zeigt eine hohe Persistenz ins Erwachsenenalter (30–85 %; Biederman, Petty, Evans, Small & Faraone, 2010; Dalsgaard, 2013). Die ADHS weist eine deutliche Geschlechterwendigkeit auf. Jungen sind etwa 3 bis 9 Mal so häufig betroffen wie Mädchen (Polanczyk, de Lima, Horta, Biedermann & Rohde, 2007), wobei derzeit noch unklar ist, ob die aktuellen Klassifikationskriterien beziehungsweise der auf Fremdbeurteilungen gestützte Diagnoseprozess die ADHS-Symptomatik bei Mädchen adäquat abbilden (Biederman, Mick et al., 2002; Nussbaum, 2012; Millenet et al., 2018).

Expansive Symptome mit Einschränkungen der Aufmerksamkeit sowie impulsives bzw. hyperaktives Verhalten sind eine häufige Problematik in der kindlichen Entwicklung. Dennoch erfüllt nur ein Teil der betroffenen Kinder die Diagnosekriterien einer ADHS. Diese sind gekennzeichnet durch ein situationsübergreifendes Verhaltensmuster in mindestens einem von drei Kernbereichen: 1) altersunangemessene motorische Unruhe, 2) Unaufmerksamkeit mit mangelnder Ausdauer und Organisationsfähigkeit und 3) maladaptive Impulsivität, die insgesamt mit klinisch bedeutsamen Beeinträchtigungen im sozialen, schulischen oder beruflichen Funktionsbereich (Barkley, Fischer, Smallish & Fletcher, 2006) und hohen sozioökonomischen Kosten (Schlander, Trott & Schwarz, 2010a, b) einhergehen.

Es ist zumeist eine frühe Manifestation der Symptomatik (vor dem 6. Lebensjahr) zu beobachten. Im Kindesalter imponieren im Alltag neben dem starken Bewegungsdrang eine niedrige Frustrationstoleranz sowie eine ausgeprägte Sprunghaftigkeit (vermindertes Durchhaltevermögen, schnelles Gelangweilt-Sein von Tätigkeiten) und ein wenig sorgfältiger, oberflächlicher Arbeitsstil. Diese Symptome wirken sich deutlich negativ bei strukturierten Abläufen und Aufgaben aus, welche vor allem im schulischen Kontext gefordert werden, und führen häufig zu Leistungsproblemen. Bei etwa 60 % der Kinder wird zusätzlich eine oppositionelle Verhaltensstörung diagnostiziert.

Mit steigendem Lebensalter tritt die motorische Symptomatik meist in den Hintergrund und Defizite in der Emotionsregulation sowie komorbide Erkrankungen und eine oft ausgeprägte Selbstwertproblematik gewinnen an Bedeutung. Adoleszenten Patienten[1] fällt es sehr schwer, die mit zunehmendem Alter steigenden Anforderungen nach einer selbstständigen Strukturierung des Lebensalltages zu erfüllen. Neben dem geringen Durchhaltevermögen bereiten ihnen oft auch ausgeprägte Gefühlsschwankungen und defizitäre Emotionsregulationsfähigkeiten, eine leichte Beeinflussbarkeit sowie eine Neigung zu Risikoverhalten Schwierigkeiten (Vloet, Konrad & Herpertz-Dahlmann, 2009). Infolgedessen weisen die Patienten ohne Behandlung eine hohe Zahl an Misserfolgserlebnissen auf, was im Entwicklungsverlauf häufig starke Selbstwertprobleme und eine hohe Misserfolgserwartung nach sich zieht. Vor diesem Hintergrund entwickelt ein Teil der Patienten im Verlauf eine manifeste Angst- oder depressive Störung (Segenreich, Fortes, Coutinho, Pastura & Mattos, 2009; Segenreich et al., 2015). Im Jugendalter zeigen sich bei knapp der Hälfte der ADHS-Patienten zusätzlich auch dissoziale Verhaltensstörungen (Kohn & Esser, 2008), wobei die Kombination von ADHS und Störung des Sozialverhaltens mit einem erhöhten Risiko für Suchtmittelmissbrauch einhergeht (Barkley, Fischer, Edelbrock & Smallish, 1990).

1 Aus Gründen der besseren Lesbarkeit wird auf die parallele Verwendung von weiblichen und männlichen Formen verzichtet. Selbstverständlich sind Frauen und Männer bzw. Mädchen und Jungen immer gleichberechtigt gemeint.

Entgegen früherer Annahmen ist von einer erheblichen Persistenz der Symptomatik über die Adoleszenz hinaus auszugehen. Bis Ende der Neunzigerjahre ist angenommen worden, dass die ADHS im Erwachsenenalter überhaupt nicht auftritt. Heute ist hingegen gut belegt, dass gerade die Aufmerksamkeitsstörung bei vielen betroffenen Erwachsenen das Krankheitsbild dominiert, während hingegen die Ausprägung motorischer Hyperaktivität meist abnimmt. Oft ist bei betroffenen Erwachsenen neben der Aufmerksamkeitsstörung noch ein risikosuchendes Verhalten zu beobachten (Vloet, Konrad & Herpertz-Dahlmann, 2009).

Angesichts der sich verändernden individuellen Schwierigkeiten sind Behandlungsangebote notwendig, welche die Bedürfnisse und Ressourcen der verschiedenen Altersbereiche in Betracht ziehen. Zentral ist es außerdem, in der Behandlung nicht nur die Kernsymptomatik der ADHS zu fokussieren, sondern auch komorbide Schwierigkeiten und assoziierte Beeinträchtigungen zu berücksichtigen.

1.2 Diagnostik

1.2.1 Diagnostiksysteme ICD-10 und DSM-5

Die Symptome der ADHS sind in verschiedenen Ausprägungen auch in der psychiatrisch gesunden Allgemeinbevölkerung zu finden und stellen ein Kontinuum dar. Betroffene mit ADHS unterscheiden sich von der Allgemeinbevölkerung vor allem durch Schweregrad und Grad der Beeinträchtigung durch die Symptomatik.

Die „International Classification of Diseases, 10th Revision" (ICD-10) der Weltgesundheitsorganisation (WHO; Dilling, Mombour & Schmidt, 2015) beschreibt unter der Kategorie der Hyperkinetischen Störungen (F90.-) die *Einfache Aktivitäts- und Aufmerksamkeitsstörung* (F90.0), die *Hyperkinetische Störung des Sozialverhaltens* (F90.1) bei gleichzeitigem Vorliegen der Symptome einer ADHS sowie einer Störung des Sozialverhaltens, die *Sonstigen hyperkinetischen Störungen* (F90.8) und die *Hyperkinetische Störung, nicht näher bezeichnet* (F90.9). Die Aufmerksamkeitsstörung ohne Hyperaktivität findet in der ICD-10 Eingang als *Sonstige näher bezeichnete Verhaltens- und emotionale Störungen mit Beginn in der Kindheit und Jugend* (F98.8).

Das „Diagnostic and Statistical Manual of Mental Disorders, Fifth Edition" (DSM-5) der American Psychiatric Association (APA, 2013, 2018) beinhaltet die Diagnose der *Aufmerksamkeitsdefizit-/Hyperaktivitätsstörung*. Hier wird zusätzlich Bezug genommen auf die aktuelle Erscheinungsform – vorwiegend unaufmerksames, vorwiegend hyperaktiv-impulsives oder gemischtes Erscheinungsbild – als zusätzliches deskriptives Merkmal. Der Hauptunterschied zur ICD-10 besteht im Heraufsetzen des Ersterkrankungsalters von bisher 7 auf nun 12 Jahre sowie der Absenkung der erforderlichen Mindestanzahl erfüllter Kriterien in den Bereichen Unaufmerksamkeit und Hyperaktivität/Impulsivität von 6 auf 5 ab einem Alter von 17 Jahren, um der entwicklungsbedingten Teilremission vor allem hyperaktiv-impulsiver Symptome Rechnung zu tragen.

Während in der ICD-10 die Symptomatik vor dem 7. Lebensjahr begonnen haben muss, wurde im DSM-5 diese Altersgrenze auf 12 Jahre erhöht. Dies sowie das im DSM-5 breiter gefasste Verhaltensspektrum im Vergleich zur ICD-10 wird zukünftig wahrscheinlich mit einer tendenziellen Erhöhung der Prävalenzraten einhergehen (Dalsgaard, 2013). Darüber hinaus unterscheidet das DSM-5 inzwischen drei Subtypen, wodurch ihre Heterogenität reduziert wird.

Einschränkungen in Bezug auf die Eignung der Diagnosekriterien ergeben sich sowohl in Bezug auf die Abbildung der erwachsenen Manifestation der ADHS als auch der Erfassung des klinischen Bildes bei weiblichen Patienten. Diese Einschränkungen bestehen auch im DSM-5 fort, wobei im Gegensatz zum DSM-IV auch Beispiele für Verhaltensauffälligkeiten im Erwachsenenalter gegeben werden.

Einen Vergleich der Diagnosekriterien der ADHS in den weltweit gebräuchlichsten Diagnostiksystemen ICD-10 und DSM-5 ist in Tabelle 1 zu finden.

1.2.2 Diagnosestellung

Einen aktuellen Überblick über die diagnostische Strategie gibt die Leitlinie der Arbeitsgemeinschaft der Wissenschaftlichen Medizinischen Fachgesellschaften (AWMF, 2017).

Die Diagnose einer ADHS sollte im Kindes- und Jugendalter in jedem Fall von einem Psychotherapeuten oder Facharzt gestellt werden:

- im Kindes- und Jugendalter durch einen Kinder- und Jugendlichenpsychotherapeuten oder Psychologischen Psychotherapeuten mit entsprechender Zusatzqualifikation oder einen Facharzt für Kinder- und Jugendpsychiatrie und Psychotherapie oder für Kinder- und Jugendmedizin,
- im Erwachsenenalter durch einen Psychologischen oder ärztlichen Psychotherapeuten oder einen Facharzt für Psychiatrie und Psychotherapie, Neurologie oder psychosomatische Medizin

Tabelle 1: Diagnosekriterien der ADHS in ICD-10 und DSM-5

	Hyperkinetische Störungen (F90) Diagnostische Kriterien für Forschung und Praxis nach ICD-10[2]	**Aufmerksamkeitsdefizit-/Hyperaktivitätsstörung Diagnostische Kriterien nach DSM-5**[3]
Unaufmerksamkeit	G1. *Unaufmerksamkeit:* Mindestens sechs Monate lang bestanden mindestens sechs der folgenden Symptome in einem mit dem Entwicklungsstand des Kindes nicht zu vereinbarenden und unangemessenen Ausmaß. Die Kinder: 1. sind häufig unaufmerksam gegenüber Details oder machen Flüchtigkeitsfehler bei den Schularbeiten und sonstigen Arbeiten und Aktivitäten 2. sind häufig nicht in der Lage, die Aufmerksamkeit bei Aufgaben und beim Spielen aufrechtzuerhalten 3. scheinen oft nicht auf das zu hören, was zu ihnen gesagt wird 4. können oft Erklärungen nicht folgen oder ihre Schularbeiten, Aufgaben oder Pflichten am Arbeitsplatz nicht erfüllen (nicht wegen oppositionellem Verhalten oder weil die Erklärungen nicht verstanden werden können) 5. sind häufig beeinträchtigt, Aufgaben und Aktivitäten zu organisieren 6. vermeiden ungeliebte Arbeiten, wie Hausaufgaben, die geistiges Durchhaltevermögen erfordern 7. verlieren häufig Gegenstände, die für bestimmte Aufgaben oder Tätigkeiten wichtig sind, z. B. Unterrichtsmaterialien, Bleistifte, Bücher, Spielsachen und Werkzeuge 8. werden häufig von externen Stimuli abgelenkt 9. sind im Verlauf der alltäglichen Aktivitäten oft vergesslich.	A. Ein durchgehendes Muster von Unaufmerksamkeit und/oder Hyperaktivität-Impulsivität, wie in (1) und/oder (2) beschrieben, welches das Funktionsniveau oder die Entwicklung beeinträchtigt: 1. **Unaufmerksamkeit**[4]**:** Sechs (oder mehr) der folgenden Symptome sind während der letzten sechs Monate beständig in einem mit dem Entwicklungsstand nicht zu vereinbarenden Ausmaß aufgetreten und wirken sich direkt negativ auf soziale und schulische/berufliche Aktivitäten aus: **Beachte:** Die Symptome sind nicht ausschließlich ein Ausdruck von oppositionellem Verhalten, Trotz, Feindseligkeit oder der Unfähigkeit, Aufgaben oder Anweisungen zu verstehen. Für ältere Jugendliche und Erwachsene (17 Jahre und älter) sind mindestens fünf Symptome erforderlich. a. Beachtet häufig Einzelheiten nicht oder macht Flüchtigkeitsfehler bei den Schularbeiten, bei der Arbeit oder bei anderen Tätigkeiten (z. B.: übersieht Einzelheiten oder lässt sie aus; arbeitet ungenau). b. Hat oft Schwierigkeiten, längere Zeit die Aufmerksamkeit bei Aufgaben oder beim Spielen aufrechtzuerhalten (z. B.: hat während Unterricht, Vorträgen, Unterhaltungen oder längerem Lesen Schwierigkeiten, konzentriert zu bleiben). c. Scheint häufig nicht zuzuhören, wenn andere ihn bzw. sie ansprechen (z. B.: scheint mit den Gedanken anderswo zu sein, auch ohne ersichtliche Ablenkungen). d. Führt häufig Anweisungen anderer nicht vollständig durch und bringt Schularbeiten, andere Arbeiten oder Pflichten am Arbeitsplatz nicht zu Ende (z. B.: beginnt mit Aufgaben, verliert jedoch schnell den Fokus und ist leicht abgelenkt). e. Hat häufig Schwierigkeiten, Aufgaben und Aktivitäten zu organisieren (z. B.: hat Probleme, sequenziell aufeinander folgende Aufgaben zu bewältigen; Schwierigkeiten, Materialien und eigene Sachen in Ordnung zu halten; unordentliches, planlos-desorganisiertes Arbeiten; schlechtes Zeitmanagement; hält Termine und Fristen nicht ein).

2 Abdruck erfolgt aus Dilling, Mombour, Schmidt & Schulte-Markwort (2016)

3 Abdruck erfolgt mit Genehmigung aus der deutschen Ausgabe des Diagnostic and Statistical Manual of Mental Disorders, Fifth Edition © 2013, Dt. Ausgabe, 2. Aufl.: © 2018, American Psychiatric Association. Alle Rechte vorbehalten.

4 Kriterium A1

Tabelle 1: Fortsetzung

	Hyperkinetische Störungen (F90) Diagnostische Kriterien für Forschung und Praxis nach ICD-10[2]	Aufmerksamkeitsdefizit-/Hyperaktivitätsstörung Diagnostische Kriterien nach DSM-5[3]
Unaufmerksamkeit		f. Vermeidet häufig, hat eine Abneigung gegen oder beschäftigt sich nur widerwillig mit Aufgaben, die länger andauernde geistige Anstrengungen erfordern (z. B. Mitarbeit im Unterricht oder Hausaufgaben; bei älteren Jugendlichen und Erwachsenen: Ausarbeiten von Berichten, Ausfüllen von Formularen, Bearbeiten längerer Texte). g. Verliert häufig Gegenstände, die für bestimmte Aufgaben oder Aktivitäten benötigt werden (z. B.Schulmaterialien, Stifte, Bücher, Werkzeug, Geldbörsen, Schlüssel, Arbeitspapiere, Brillen, Mobiltelefone). h. Lässt sich oft durch äußere Reize leicht ablenken (bei älteren Jugendlichen und Erwachsenen können auch mit der aktuellen Situation nicht in Zusammenhang stehende Gedanken gemeint sein). i. Ist bei Alltagstätigkeiten häufig vergesslich (z. B. bei der Erledigung von häuslichen Pflichten oder Besorgungen; bei älteren Jugendlichen und Erwachsenen umfasst das Vergessen auch Telefonrückrufe zu tätigen, Rechnungen zu bezahlen, Verabredungen einzuhalten).
Überaktivität	G2. *Überaktivität:* Mindestens sechs Monate lang bestanden mindestens drei der folgenden Symptome in einem mit dem Entwicklungsstand des Kindes nicht zu vereinbarenden und unangemessenen Ausmaß. Die Kinder: 1. zappeln häufig mit Händen und Füßen oder winden sich auf den Sitzen 2. verlassen ihren Platz im Klassenraum oder in anderen Situationen, in denen Sitzenbleiben erwartet wird 3. laufen häufig herum oder klettern exzessiv in Situationen, in denen dies unpassend ist (bei Jugendlichen oder Erwachsenen entspricht dem möglicherweise nur ein Unruhegefühl) 4. sind häufig unnötig laut beim Spielen oder haben Schwierigkeiten, sich ruhig mit Freizeitbeschäftigungen zu befassen 5. zeigen ein anhaltendes Muster exzessiver motorischer Aktivitäten, die durch die soziale Umgebung oder Vorschriften nicht durchgreifend beeinflussbar sind.	2. **Hyperaktivität und Impulsivität**[5]**:** Sechs (oder mehr) der folgenden Symptome sind während der letzten sechs Monate beständig in einem mit dem Entwicklungsstand nicht zu vereinbarenden Ausmaß aufgetreten und wirken sich direkt negativ auf soziale und schulische/berufliche Aktivitäten aus: **Beachte:** Die Symptome sind nicht ausschließlich ein Ausdruck von oppositionellem Verhalten, Trotz, Feindseligkeit oder Unfähigkeit, Aufgaben oder Anweisungen zu verstehen. Für ältere Jugendliche und Erwachsene (17 Jahre und älter) sind mindestens fünf Symptome erforderlich. a. Zappelt häufig mit Händen und Füßen oder rutscht auf dem Stuhl herum. b. Steht oft in Situationen auf, in denen Sitzenbleiben erwartet wird (z. B.: verlässt eigenen Stuhl im Klassenraum, im Büro oder an anderem Arbeitsplatz oder in anderen Situationen, die erfordern, am Platz zu bleiben). c. Läuft häufig herum oder klettert exzessiv in Situationen, in denen dies unpassend ist. (**Beachte:** Bei älteren Jugendlichen und Erwachsenen kann dies auf ein subjektives Unruhegefühl beschränkt bleiben.) d. Hat häufig Schwierigkeiten, ruhig zu spielen oder sich mit Freizeitaktivitäten ruhig zu beschäftigen.

5 Kriterium A2

Tabelle 1: Fortsetzung

	Hyperkinetische Störungen (F90) Diagnostische Kriterien für Forschung und Praxis nach ICD-10[2]	Aufmerksamkeitsdefizit-/Hyperaktivitätsstörung Diagnostische Kriterien nach DSM-5[3]
Überaktivität		e. Ist häufig „auf dem Sprung" oder handelt oftmals, als wäre er bzw. sie „getrieben" (z. B.: kann nicht über eine längere Zeit hinweg ruhig an einem Platz bleiben bzw. fühlt sich dabei sehr unwohl, z. B. in Restaurants, bei Besprechungen; dies kann von anderen als Ruhelosigkeit oder als Schwierigkeit erlebt werden, mit dem Betreffenden Schritt zu halten). f. Redet häufig übermäßig viel.
Impulsivität	G3. Impulsivität: Mindestens sechs Monate lang bestand mindestens eines der folgenden Symptome von Impulsivität in einem mit dem Entwicklungsstand des Kindes nicht zu vereinbarenden und unangemessenen Ausmaß. Die Kinder: 1. platzen häufig mit der Antwort heraus, bevor die Frage beendet ist 2. können häufig nicht in einer Reihe warten oder warten, bis sie bei Spielen oder in Gruppensituationen an die Reihe kommen 3. unterbrechen und stören andere häufig (z. B. mischen sie sich ins Gespräch oder Spiel anderer ein), 4. reden häufig exzessiv, ohne angemessen auf soziale Beschränkungen zu reagieren.	g. Platzt häufig mit den Antworten heraus, bevor die Frage zu Ende gestellt ist (z. B.: beendet die Sätze anderer; kann in Unterhaltungen nicht abwarten bis er bzw. sie mit Reden an der Reihe ist). h. Kann häufig nur schwer warten, bis er bzw. sie an der Reihe ist (z. B. beim Warten in einer Schlange). i. Unterbricht oder stört andere häufig (z. B.: platzt in Gespräche, Spiele oder andere Aktivitäten hinein; benutzt die Dinge anderer Personen ohne vorher zu fragen oder ohne Erlaubnis; bei älteren Jugendlichen und Erwachsenen: unterbricht oder übernimmt Aktivitäten anderer).
Zusätzliche Kriterien	G4. Beginn der Störung vor dem siebten Lebensjahr. G5. *Symptomausprägung:* Die Kriterien sollen in mehr als einer Situation erfüllt sein, z. B. sollte die Kombination von Unaufmerksamkeit und Überaktivität sowohl zu Hause als auch in der Schule bestehen oder in der Schule und an einem anderen Ort, wo die Kinder beobachtet werden können, z. B. in der Klinik. (Der Nachweis situationsübergreifender Symptome erfordert normalerweise Informationen aus mehr als einer Quelle. Elternberichte über das Verhalten im Klassenraum sind z. B. meist unzureichend.) G6. Die Symptome G1.–G3. verursachen deutliches Leiden oder Beeinträchtigung der sozialen, schulischen oder beruflichen Funktionsfähigkeit. G7. Die Störung erfüllt nicht die Kriterien für eine tiefgreifende Entwicklungsstörung (F84), eine manische Episode (F30), eine depressive Episode (F32) oder eine Angststörung (F41).	B. Mehrere Symptome der Unaufmerksamkeit oder der Hyperaktivität-Impulsivität treten bereits vor dem Alter von 12 Jahren auf. C. Mehrere Symptome der Unaufmerksamkeit oder der Hyperaktivität-Impulsivität bestehen in zwei oder mehr verschiedenen Lebensbereichen (z. B. zu Hause, in der Schule oder bei der Arbeit; mit Freunden oder Verwandten; bei anderen Aktivitäten). D. Es sind deutliche Hinweise dafür vorhanden, dass sich die Symptome störend auf die Qualität des sozialen, schulischen oder beruflichen Funktionsniveaus auswirken oder dieses reduzieren. E. Die Symptome treten nicht ausschließlich im Verlauf einer Schizophrenie oder anderen psychotischen Störung auf und können auch nicht durch eine andere psychische Störung besser erklärt werden (z. B. affektive Störung, Angststörung, dissoziative Störung, Persönlichkeitsstörung, Substanzintoxikation oder -entzug).

Tabelle 1: Fortsetzung

	Hyperkinetische Störungen (F90) Diagnostische Kriterien für Forschung und Praxis nach ICD-10[2]	Aufmerksamkeitsdefizit-/Hyperaktivitätsstörung Diagnostische Kriterien nach DSM-5[3]
Kategorie	F9 Verhaltens- und emotionale Störungen mit Beginn in der Kindheit und Jugend, F90 Hyperkinetische Störungen	Störungen der neuronalen und mentalen Entwicklung
Klassifikation	**F90.0 Einfache Aktivitäts- und Aufmerksamkeitsstörung** Die allgemeinen Kriterien für eine hyperkinetische Störung (F90) müssen erfüllt sein, aber nicht die für eine Störung des Sozialverhaltens (F91). **F90.1 Hyperkinetische Störung des Sozialverhaltens** Sowohl die allgemeinen Kriterien für die hyperkinetische Störung (F90) als auch für eine Störung des Sozialverhaltens (F91) müssen erfüllt sein. **F98.8 Sonstige näher bezeichnete Verhaltens- und emotionale Störungen mit Beginn in der Kindheit und Jugend** Aufmerksamkeitsstörung ohne Hyperaktivität	*Bestimme, ob:* **F90.2 Gemischtes Erscheinungsbild:** Sowohl Kriterium A1 (Unaufmerksamkeit) als auch Kriterium A2 (Hyperaktivität-Impulsivität) waren während der letzten sechs Monate erfüllt. **F90.0 Vorwiegend Unaufmerksames Erscheinungsbild:** Kriterium A1 (Unaufmerksamkeit), aber nicht Kriterium A2 (Hyperaktivität-Impulsivität) war während der letzten sechs Monate erfüllt. **F90.1 Vorwiegend Hyperaktiv-Impulsives Erscheinungsbild:** Kriterium A2 (Hyperaktivität-Impulsivität), aber nicht Kriterium A1 (Unaufmerksamkeit) war während der letzten sechs Monate erfüllt. *Bestimme, ob:* **Teilremittiert:** Wenn die Kriterien früher vollständig erfüllt worden sind, in den letzten sechs Monaten jedoch nicht alle notwendigen Kriterien erfüllt wurden und die Symptome immer noch eine Beeinträchtigung des sozialen, schulischen oder beruflichen Funktionsniveaus verursachen.
Schweregrad	Keine Schweregradeinteilung	*Bestimme den aktuellen Schweregrad:* **Leicht:** Es treten wenige oder keine Symptome zusätzlich zu denjenigen auf, die zur Diagnosestellung erforderlich sind, und die Symptome führen zu nicht mehr als geringfügigen Beeinträchtigungen in sozialen, schulischen oder beruflichen Funktionsbereichen. **Mittel:** Die Ausprägung der Symptome und der funktionellen Beeinträchtigung liegt zwischen „leicht" und „schwer". **Schwer:** Die Anzahl der Symptome übersteigt deutlich die zur Diagnosestellung erforderliche Anzahl oder mehrere Symptome sind besonders stark ausgeprägt oder die Symptome beeinträchtigen erheblich die soziale, schulische oder berufliche Funktionsfähigkeit.
ASS	Ausschlusskriterium	Kein Ausschlusskriterium (mögliche komorbide Störung)

Anmerkungen: ASS = Autismus-Spektrum-Störung; DSM-5 = Diagnostic and Statistical Manual of Mental Disorders, Fifth Edition; ICD-10 = International Classification of Diseases, 10th Revision

Die Diagnosestellung erfolgt auf Grundlage der klinischen Expertise des Diagnostikers, der hierfür Informationen aus verschiedenen Quellen integriert. Zunächst erfolgt eine Verhaltensbeobachtung sowie eine ausführliche Exploration der Eltern sowie ggf. des Kindes bzw. Jugendlichen selbst zur Erhebung von Anamnese und aktueller Symptomatik und Funktionsbeeinträchtigung. Hierfür werden oft standardisierte Interviewverfahren (z. B. bis zum 18. Lebensjahr die Diagnose-Checkliste ADHS aus dem Diagnostik-System DISYPS-III von Döpfner und Görtz-Dorten, 2017; ab 18 Jahren die Homburger ADHS-Skalen für Erwachsene von Rösler, Retz-Junginger, Retz und Stieglitz, 2008) eingesetzt. Weiterhin gehört eine körperlich-neurologische Untersuchung zum Ausschluss somatischer Ursachen der beobachteten Symptomatik zum Standardprozedere. Als weitere Informationsquellen können Fremdurteile von Lehrern oder Erziehern, Schulzeugnisse sowie psychologische Testdiagnostikverfahren herangezogen werden. Allerdings stellen weder Fragebögen noch psychologische Testverfahren eindeutige Methoden für Bestätigung oder Ausschluss einer ADHS dar. Es handelt sich um eine deskriptive Diagnose auf Verhaltensebene. Besonderer Fokus liegt auf dem Vorliegen einer Beeinträchtigung des Funktionsniveaus bzw. dem Vorliegen eines Leidensdrucks bedingt durch die Symptomatik.

Vor dem Alter von drei Jahren sollte keine Diagnose gestellt werden. Auch im Vorschulalter sollte eine Diagnosestellung nur bei sehr schwerer Symptomatik erfolgen, da bei sehr jungen Kindern die Abgrenzung von normal entwickelten Kindern sehr schwer ist (siehe auch Kapitel 3 zur Pharmakotherapie).

1.2.3 Differenzialdiagnostik

Grundlegend für die Differentialdiagnostik ist fundiertes entwicklungspsychopathologisches Fachwissen, da Hyperaktivität und Unaufmerksamkeit zum einen in verschiedenen Entwicklungsstufen auch bei gesunden Kindern vorkommen und demnach sorgfältig als altersinadäquat von dieser Normvariante abgegrenzt werden müssen. Zum anderen sind die Symptome unspezifisch auch bei anderen psychiatrischen Erkrankungen Teil des klinischen Bildes. Es ist zum Beispiel vor allem bei einer vorliegenden kognitiven Begabung im Bereich der Lernbehinderung oder geistigen Behinderung essentiell zu prüfen, ob sich die Aufmerksamkeitsproblematik aus einer daraus resultierenden Überforderung erklärt. Auch somatisch ist eine differentialdiagnostische Abklärung unabdingbar, da Anzeichen von Unaufmerksamkeit und motorischer Unruhe auch durch körperliche Erkrankungen hervorgerufen werden können (z. B. Seh- oder Hörstörungen, Störungen der Schilddrüsenfunktion, Anfallsleiden). Generell handelt es sich bei der ADHS um eine Längsschnitt- sowie eine Ausschlussdiagnose. Eine Übersicht der relevanten Differentialdiagnosen sowie Abgrenzungsmerkmale zur ADHS finden sich in Tabelle 2. Allgemein ist dabei zu beachten, dass viele der differenzialdiagnostisch zu berücksichtigenden Störungen auch komorbid neben der ADHS auftreten können (wie beispielsweise Störungen des Sozialverhaltens, depressive Störungen, Tic-Störungen, umschriebene Entwicklungsstörungen), was die Notwendigkeit einer differenzierten Diagnostik als Grundlage der Behandlungsplanung unterstreicht.

Tabelle 2: Differentialdiagnostik der ADHS

	Differenzialdiagnose	Differenzialdiagnostische Merkmale
Hyperaktivität/Impulsivität	Tic-Störungen und Tourette-Syndrom	• Einschießende Bewegungen • Gleichförmiges Auftreten ausgestanzter Bewegungen
	Stereotype Bewegungsstörungen	• Erhöhter Bewegungsdang bei unbeeinträchtigter Aufmerksamkeitsleistung • Kennzeichnend sind gleichförmige, sich wiederholende, rhythmische Stereotypien und weniger eine allgemeine Bewegungsunruhe
	Bindungsstörungen	• Auffällige Kontaktgestaltung (z. B. Distanzminderung) • Generell sozial enthemmtes impulsives Verhalten
	Oppositionelle Störung/ Störung des Sozialverhaltens	• Bei Anforderungen durch Erwachsene initiale Verweigerung, kann dann aber fokussieren • Problematik häufig zu Hause ausgeprägter • Wenig hyperaktiv-impulsives Verhalten
	Posttraumatische Belastungsstörung (PTBS)	• Vorliegen eines Traumas • Weitere Symptome der PTBS wie z. B. Wiedererleben, Vermeidungsverhalten

Tabelle 2: Fortsetzung

	Differenzialdiagnose	Differenzialdiagnostische Merkmale
Aufmerksamkeitsstörung	Depressive Störungen	• Familiäre Vorbelastung • Erste Symptome nach 7. Lebensjahr • Meist eher gehemmt als impulsiv-disruptiv • Unaufmerksamkeit und Unruhe in angstassoziierten Situationen/Kontexten • In Kindergarten-/Schulumgebung unauffällig in Bezug auf Aufmerksamkeit, Impulsivität und motorische Aktivität, kein disruptiv-expansives Verhalten • Weitere Symptome wir z.B. Antriebsminderung und Interessensverlust
	Umschriebene Entwicklungs- und Lernstörungen	• Symptomatik v.a. im Zusammenhang mit Anforderungs- und Leistungssituationen • In der Anamnese keine Probleme mit Hyperaktivität, Aggressivität etc. beschrieben
	Schlafstörungen	• Erhebung der Schlafqualität • Exploration eines zeitlichen Zusammenhangs der Symptome mit Grad der Übermüdung
kombiniert	Autismus-Spektrum-Störungen	• Unaufmerksamkeit/Impulsivität bedingt durch autistische Symptomatik • Weitere Auffälligkeiten in Bezug auf Kommunikation und Interaktion und/oder restriktive, repetitive Verhaltensweisen, Interessen und Aktivitäten • Eher Festhalten an Routinen als sprunghafter Wechsel bei Abläufen • Dinge werden eher haftend und detailorientiert unter großem Zeitaufwand zu Ende gebracht als unfertig zurückgelassen • Unerwartet Ereignisse werden nicht als willkommene Abwechslung, sondern als verunsichernd erlebt • Hyperaktivität eher in überstimulierenden als monotonen Situationen
	Intelligenzminderung	• ADHS-Symptome als Zeichen von Überforderung • Im Verhältnis zum Entwicklungsstand keine Auffälligkeiten in Bezug auf Aufmerksamkeit und motorische Aktivität
	Angststörungen	• Familiäre Vorbelastung • Erste Symptome nach 7. Lebensjahr • Unaufmerksamkeit und Unruhe in angstassoziierten Situationen/Kontexten • In Kindergarten-/Schulumgebung unauffällig in Bezug auf Aufmerksamkeit, Impulsivität und motorische Aktivität, kein disruptiv-expansives Verhalten berichtet
	Bipolare Störungen	• Familiäre Vorbelastung • Erste Symptome nach 7. Lebensjahr • Symptome episodisch auftretend • Weitere Symptome wie z.B. überdauernd deutlich gehobene oder gereizte Stimmung, verringertes Schlafbedürfnis, Temperamentsausbrüche
	Psychotische Störungen	• Symptomatik in der Anamnese nicht bis in Kindheit rückverfolgbar: In Kindergarten-/Schulumgebung unauffällig in Bezug auf Aufmerksamkeit, Impulsivität und motorische Aktivität, kein disruptiv-expansives Verhalten berichtet • Zusätzliche psychotische Symptome • Verlust des Realitätsbezugs
	Persönlichkeitsstörungen	• Eher impulsiv-distanzgemindert in sozialen Situationen oder im Kontakt
	Substanzkonsum/medikamenteninduzierte Störungen	• Auftreten der Symptome in zeitlichem Zusammenhang mit Konsum/Einnahme

Kapitel 2
Ätiologie

Hinsichtlich der Ätiologie wird – wie bei vielen anderen psychischen Störungen im Kindesalter auch – von einer multifaktoriellen Genese ausgegangen. Dabei deutet die Studienlage an, dass biologische Faktoren im Rahmen eines Vulnerabilität-Stressmodells einen tendenziell größeren Stellenwert einnehmen als psychosoziale Faktoren. Eine Vielzahl methodisch unterschiedlicher Ansätze deutet darauf hin, dass Dysfunktionen im kortiko-striato-thalamiko-kortikalen Netzwerken bestehen. Diese scheinen v.a. mit Störungen im Bereich der Inhibition von motorischen Reaktionen und impulsiven Handlungsweisen zu stehen (Vloet, Neufang, Herpertz-Dahlmann & Konrad, 2006) aber auch Motivation, Daueraufmerksamkeit und Emotionsverarbeitung zu betreffen (Gallo & Posner, 2016).

Generell ist die ADHS eine neuropsychiatrische Erkrankung mit einer hohen Heritabilität, die 60–90 % der Varianz von Unaufmerksamkeit bzw. Hyperaktivitätssymptomen erklärt. Trotz des als gesichert anzunehmenden genetischen Ursprungs der ADHS konnten spezifische Gene, die kausal an der Entstehung der Symptomatik beteiligt sind, bisher nicht identifiziert werden. Wichtige Kandidaten-Gene wurden u.a. im dopaminergen (z.B. Polymorphismen im DRD-4-Rezeptor-Gen bzw. im DAT1-Transporter-Gen) aber auch im serotonergen System (5HT-TLPR) identifiziert. Es wird angenommen, dass Umweltfaktoren wie mütterlicher Nikotin- und Alkoholkonsum sowie perinatale Komplikationen mit dem genetischen Hintergrund interagieren (Metaanalyse von Nikolas & Burt, 2010). Neuropsychologische und funktionelle Bildgebungsstudien sprechen übereinstimmend für ein zentrales Defizit im fronto-striatalen Netzwerk, dessen Korrelat eine Inhibitionsstörung ist. Das Defizit wird wahrscheinlich primär über das dopaminerge und das noradrenerge Neurotransmittersystem moduliert (Vloet & Herpertz-Dahlmann, 2018).

Psychosoziale Faktoren scheinen hingegen keine Ursache im engeren Sinne für die Symptomatik darzustellen, sind aber möglicherweise entscheidend mit dem Schweregrad und der Stabilität der Symptomatik assoziiert.

Kapitel 3
Pharmakotherapie der ADHS

Nach der im Jahr 2017 aktualisierten S3-Leitlinie der AWMF wird auch weiterhin empfohlen, dass die Behandlung stets im Rahmen eines multimodalen therapeutischen Gesamtkonzeptes erfolgen soll. Darin können entsprechend der individuellen Symptomatik, dem Funktionsniveau, der Teilhabe sowie den Präferenzen des Patienten und seines Umfeldes psychosoziale, psychotherapeutische und pharmakologische sowie ergänzende Interventionen kombiniert werden. Grundsätzlich soll zudem eine umfassende Psychoedukation angeboten werden.

Hinsichtlich der Pharmakotherapie ist festgehalten, dass diese nicht vor einem Alter von drei Jahren angeboten werden soll. Während bei einem leichten Schweregrad der ADHS eine Pharmakotherapie als lediglich ergänzend angesehen wird, sollte bei einer moderat ausgeprägten ADHS in Abhängigkeit der konkreten Bedingungen des Patienten entweder eine intensivierte psychosoziale/psychotherapeutische Intervention oder eine pharmakologische Behandlung bzw. Kombinationstherapie angeboten werden. Bei einer schweren ADHS-Symptomatik soll nach intensiver Psychoedukation bereits primär eine Psychopharmakotherapie angeboten werden. Darin kann parallel eine intensive psychosoziale/psychotherapeutische Intervention integriert werden. Da die mittlerweile ebenfalls erschienenen aktuellen Versionen der NICE-Guidelines sowie der amerikanischen Fachgesellschaften eine Pharmakotherapie bei ADHS sogar unabhängig vom Schweregrad empfehlen, ist die Haltung der Deutschen Leitlinien gegenüber dem Einsatz einer Pharmakotherapie als eher konservativ zu bewerten.

Bei der Indikationsstellung zur Pharmakotherapie sollten verschiedene Faktoren einfließen. Dazu zählen das Alter des Patienten, der Schweregrad der Symptomatik und die daraus resultierende Schwere der Beeinträchtigung in den verschiedenen Lebensbereichen. Zudem sind die Präferenzen der Familie und des Patienten sowie die Wirksamkeit der bereits im Vorfeld eingeleiteten Interventionsmaßnahmen zu berücksichtigen.

Insgesamt werden folgende Präparate zur Behandlung der ADHS empfohlen:

- Psychostimulanzien (Methylphenidat, Amphetamin, Lisdexamphetamin)
- Atomoxetin
- Guanfacin

Es liegen zahlreiche Studien vor, die die positiven Wirkungen von Medikamenten zur Behandlung der ADHS, insbesondere Psychostimulanzien dokumentieren (siehe z. B. Briars & Todd, 2016).

3.1 Psychostimulanzien

Das wichtigste und bekannteste Psychostimulans ist Methylphenidat (MPH). In den letzten Jahren ist die Verschreibung von MPH deutlich angestiegen (Garbe et al., 2012). Die Vorteile und die Wirksamkeit von MPH wurden in mehr als hundert kontrollierten Studien an Kindern im Schulalter bis hin zum Jugendalter nachgewiesen. Entsprechend sind Psychostimulanzien derzeit die am besten erforschten psychotropen Medikamente zur Behandlung von ADHS. Gemessen an standardisierter Verhaltensbeobachtung durch Eltern und Lehrer konnte gezeigt werden, dass die Verabreichung von Psychostimulanzien zu einer signifikanten Verbesserung der Hyperaktivität, Unaufmerksamkeit und Impulsivität führt. Auch neuropsychologische Studien konnten zeigen, dass Psychostimulanzien kognitive Funktionen verbessern. Psychostimulanzien aktivieren den Sympathikus und ähneln strukturell den endogenen Katecholaminen. Sie wirken auf zentrale Dopamin- und Noradrenalintransmitterwege, die u. a. für die Funktion des Frontalhirns wichtig sind. Darüber hinaus wirken Psychostimulanzien im Striatum. Sie binden an den Dopamintransportern, was zu einem Anstieg von Dopamin und Noradrenalin im synaptischen Spalt führt.

Ursprünglich gab es nur Präparate mit sofortiger Freisetzung von MPH und entsprechend kurzer Wirkungsdauer, die nach oraler Verabreichung Aufmerksamkeit, Hyperaktivität und Impulsivität für drei bis fünf Stunden verbesserten. Diese Präparate erforderten mehrere Dosen pro Tag, meistens morgens und mittags. Gegenwärtig sind Präparate mit verlängerter Freisetzung verfügbar. In den meisten Fällen ermöglichen sie die Verabreichung einer Einzeldosis am Morgen mit einer maximalen Wirkung zwischen ein bis fünf Stunden. Bei vielen Kindern dauert der Wirkeffekt sogar über den gesamten Schultag an. Man geht außerdem davon aus, dass die nur einmalige Einnahme am Tag die Compliance und Adhärenz deutlich verbessert. Darüber hinaus sind das stete pharmakokinetische Profil der lang wirkenden Wirkstoffe und der konsistentere Medikationseffekt vorteilhaft. Auch eine transdermale Anwendung ist derzeit verfügbar und wird von Patienten bevorzugt, die das Schlucken fester oraler Darreichungsformen schwierig finden. Darüber hinaus bietet diese Darreichungsform aufgrund des fehlenden First-Pass-Effekts eine höhere Bioverfügbarkeit als oral verabreichte Präparate.

Ein weiteres wichtiges Psychostimulanz zur Behandlung von ADHS ist d-Amphetamin, das die dopaminerge und noradrenerge Neurotransmission, ähnlich der Wirkung von Methylphenidat, verstärkt. Ein Isomer von Amphetamin (so genanntes „l-Amphetamin") setzt Noradrenalin sowie Dopamin frei. Zum Teil respondieren Kinder mit ADHS besser auf eine Mischung aus d- und l-Amphetaminsalzen als auf reines d-Amphetamin. Das Nebenwirkungsprofil von Methylphenidat sowie den genannten Amphetaminen ist vergleichbar. V. a. in den USA werden Amphetaminsalze noch häufig verwendet. Präparate mit einer verlängerten Freisetzung, die zur Hälfte aus einem schnell freisetzenden Anteil und zur anderen Hälfte aus verlängert freisetzendem Anteil bestehen, setzen für vier bis sechs Stunden den Wirkstoff frei. Im Allgemeinen wird die Behandlung mit gemischten Amphetaminsalzen gut toleriert und führt häufig zu einer signifikanten und anhaltenden Verbesserung der Symptomatik und der allgemeinen Funktionsfähigkeit.

Lisdexamphetamindimesylat (LDX; USA: Vyvanse®; Deutschland: Elvanse®) ist ein neues Prodrug von d-Amphetamin, das die natürlich vorkommende Aminosäure L-Lysin umfasst, die kovalent über eine amidbindende Gruppe an d-Amphetamin gebunden ist. LDX ist das erste Prodrug des d-Amphetamins, das für die Behandlung von ADHS bei Kindern ab dem Alter von sechs Jahren und bei Erwachsenen in den USA und Kanada zugelassen ist. LDX ist für den klinischen Gebrauch auch in einer Reihe anderer europäischer Länder zugelassen. Nach der Einnahme beträgt die Wirkungsdauer von LDX 13 Stunden bei Kindern und 14 Stunden bei Erwachsenen. Eine Überprüfung von Steer, Froelich, Soutullo, Johnson und Shaw (2012) ergab, dass LDX eine stabile klinische Wirksamkeit bei Kindern, Jugendlichen und Erwachsenen aufweist. Eine einfachblinde, offen-geführte Studie zur Dosisoptimierung mit LDX bei 28 Kindern im Alter von 6 bis 12 Jahren zeigte, dass Kinder ohne bisherige Stimulanzientherapie mit ADHS mehr unerwünschte Wirkungen aufwiesen als Kinder, die bereits Psychostimulanzien eingenommen hatten (Wigal et al., 2012). Eine Studie von Coghill, Caballero, Sorooshian und Civil (2014) kam zu dem Schluss, dass das Sicherheits- und Verträglichkeitsprofil von LDX bei Kindern, Jugendlichen und Erwachsenen mit ADHS dem anderer Psychostimulanzien ähnlich ist.

Die vorliegenden Studien und klinische Erfahrungen haben gezeigt, dass 70 bis 80 % der Kinder von einer Behandlung mit mindestens einem Psychopsychostimulans profitieren, wenn das Medikament richtig titriert wird. Die durchschnittliche Effektgröße für Psychostimulanzien (0,91 für die Präparate mit sofortiger Freisetzung und 0,95 für lang wirkende Präparate) ist größer als die durchschnittliche Wirkung für Nicht-Psychostimulanzien (0,62), obwohl es eine große Variabilität gibt (Metaanalyse von Faraone, 2009). Neuere Daten haben gezeigt, dass LDX bei Kindern größere Effektstärken als Methylphenidat (etwa 1,2 bis 1,6) aufweist. Die Ergebnisse können jedoch nicht auf Erwachsene übertragen werden (Coghill, Caballero, Sorooshian & Civil, 2014; für eine Übersicht siehe Faraone, 2012).

Die Wirksamkeit von MPH ist bei Erwachsenen ähnlich wie bei Kindern. In einer Metaanalyse, die 140 mit MPH behandelte Erwachsene mit ADHS und 113 Erwachsene mit ADHS in der Placebogruppe umfasste, betrug die mittlere Effektgröße 0,9 mit noch höheren Effekten bis zu 1,3, wenn die Behandlung auf hohe Dosen optimiert wurde (Faraone, Spencer, Aleardi, Pagano & Biedermann, 2004).

Unerwünschte Wirkungen

Die häufigsten unerwünschten Wirkungen von Psychostimulanzien sind Appetitminderung, Bauchschmerzen, Kopfschmerzen und Schlafstörungen. Bei jüngeren Kindern induzieren Psychostimulanzien eher eine dysthyme Verstimmung und Ängste als bei älteren Kindern. Die unerwünschten Wirkungen von MPH und Amphetamin sind ähnlich und nehmen mit der Verabreichung einer größeren Dosierung zu. Hinsichtlich Tic-Störungen ist bekannt, dass Kinder mit einer individuellen oder familiären Vorgeschichte ein höheres Risiko haben, eine Tic-Störung zu entwickeln, wenn sie Psychostimulanzien verabreicht bekommen. In den 1980er Jahren galt der Einsatz von Psychostimulanzien bei hyperaktiven Syndromen als Kontraindikation für Kinder mit Tics. Neuere Studien haben diese Ansicht in Frage gestellt und zunehmend Beweise dafür geliefert, dass Patienten mit Tics, die Psychostimulanzien erhalten, keine Verschlechterung von Tics erfahren. Viele Patienten zeigen sogar eine Verbesserung der Tic-Symptomatik. Die Daten deuten darauf hin, dass Psychostimulanzien in der Regel eine wirksame und sichere Behandlung für Kinder mit ADHS sind und dass der potenzielle Nutzen den wahrscheinlichen Nachteil der Erstauslösung von Tics übersteigt. Psychostimulanzien können jedoch in Einzelfällen Tics verstärken. In diesen Fällen kann eine Behandlung mit α-Agonisten (s. Kap. 3.3) oder Atomoxetin (s. Kap. 3.2) eine Alternative sein (Cochrane-Review von Pringsheim & Steeves, 2011).

Wegen des Appetit- und Gewichtsverlusts, der durch Psychostimulanzien verursacht sein kann, ist bei langfristiger Verwendung eine Verzögerung des Wachstums möglich. Entsprechend zeigten Kinder in einer Langzeitstudie, denen vergleichsweise hohe Dosen von Psychostimulanzien (> 2,5 mg MPH/kg/Tag) verabreicht wurden, nach vier Jahren eine verminderte Gewichtszunahme (Charach, Figueroa, Chen, Ickowicz & Schachar, 2006). Die entsprechenden Dosen waren jedoch im Vergleich zu der Behandlung von Kindern in Europa extrem hoch. In der MTA-Studie zeigten Kinder, die mit Psychostimulanzien behandelt wurden, eine verminderte Wachstumsrate ohne Anzeichen eines erneuten Wachstums im Verlauf der dreijährigen Nachbeobachtungszeit (Swanson et al., 2007). Eine Übersicht von Faraone, Biedermann, Monuteaux und Spencer (2005) schlussfolgerte hingegen, dass die vorübergehende Wachstumsverzögerung nach einer Behandlung mit Psychostimulanzien später wieder nachgeholt werden kann, unabhängig davon, ob der Patient die Medikation einnimmt oder nicht (Faraone, Biedermann, Monuteaux & Spencer, 2005). Eine zehnjährige prospektive Studie fand keinen Zusammenhang zwischen Defiziten beim Wachstum und der Behandlung mit Psychostimulanzien bei ADHS im Kindesalter (Biederman, Spencer, Monuteaux & Faraone, 2010). Dennoch wird Ärzten geraten, das Wachstum von Kindern mit Psychostimulanzientherapie sorgfältig zu beobachten. Bei Kindern mit Verdacht auf psychostimulanzienbedingte Wachstumsdefizite sollten Auslassversuche bzw. alternative Behandlungsstrategien durchgeführt werden (Ibrahim & Donyai, 2015).

Bedenken wurden auch in Bezug auf ein Suchtpotenzial bei der Behandlung mit Psychostimulanzien geäußert. Aufgrund der hohen Wirksamkeit erscheint es aber nicht ethisch vertretbar, placebokontrollierte Langzeitstudien durchzuführen. Metaanalysen haben gezeigt, dass die medikamentöse Therapie von ADHS das Risiko für einen Drogenmissbrauch um 50 % reduziert (z. B. Notzon et al., 2016). Eine genauere Überprüfung einer größeren Anzahl von empirischen Daten ergab jedoch nicht, dass die Behandlung mit Psychostimulanzien einen Schutzeffekt für den späteren Substanzmissbrauch darstellt (Metaanalyse von Humphreys, Eng & Lee, 2013).

3.2 Atomoxetin (ATX)

Obwohl Psychostimulanzien als Mittel der ersten Wahl angesehen werden, führen sie bei etwa 30 % der Patienten mit ADHS nicht zu einer ausreichenden Wirksamkeit. Ein wichtiges Nicht-Psychostimulans, das von der FDA (U.S. Food and Drug Administration) und den europäischen Behörden zur Behandlung von ADHS bei Kindern, Jugendlichen und Erwachsenen zugelassen wurde, ist Atomoxetin (ATX, Strattera®). ATX hemmt selektiv den Noradrenalin-Transporter im synaptischen Spalt im präfrontalen Kortex, nicht aber im Striatum oder Nucleus accumbens. Damit erhöht es die Verfügbarkeit von Noradrenalin und auch in geringerem Maße die von Dopamin. Während der genaue Wirkungsmechanismus von ATX unklar bleibt, wird angenommen, dass es die Aufmerksamkeit hauptsächlich durch erhöhte Aktivierung des synaptischen α2-adrenergen Rezeptors erhöht. Obwohl eine Wirkung der Medikation mit ATX auch schon zu Beginn der Behandlung eintreten kann, dauert es zum Teil bis zu mehreren Wochen bis die volle Wirksamkeit beobachtet werden kann. Dies reduziert aber auch die Missbrauchsgefahr im Vergleich zu Psychostimulanzien (für eine Übersicht siehe Sharma & Couture, 2014).

Bei Kindern und Jugendlichen mit geringerem Gewicht wird ATX mit einer Dosis von 0,5 mg/kg Körpergewicht begonnen und über ein bis drei Wochen bis zu einer Höchstdosis von 1,2 mg/kg Körpergewicht (max. bis 1,8 mg/kg) aufdosiert. Ältere Jugendliche und Erwachsene können mit 40 mg ATX beginnen und am Ende mit 80 bis 100 mg/Tag über ein bis drei Wochen aufdosiert werden. Für die ersten 7 bis 10 Tage wird eine Verabreichung zur Schlafenszeit empfohlen, da ATX sedierend wirkt. Anschließend kann ATX einmal täglich morgens oder zweimal täglich in geteilten Dosen verabreicht werden.

Unter der Behandlung mit ATX haben Probanden mit ADHS eine signifikante Verringerung der Symptome in den Bereichen Unaufmerksamkeit, Hyperaktivität und Impulsivität gezeigt. In mehreren Studien lag die Effektgröße zur Reduktion der ADHS-Ratingskala zwischen 0,6 und 1,3 (Übersicht von Savill et al., 2015). Bei einer Komorbidität von ADHS und Substanzmittelmissbrauch ist ATX, aufgrund des geringen Missbrauchspotenzials, für diese Patienten eine u. U. geeignete Alternative zu Methylphenidat.

Unerwünschte Wirkungen

Allgemein wird ATX gut vertragen, da die unerwünschten Wirkungen im Vergleich zu denen von Psychostimulanzien als weniger problematisch beschrieben werden (für eine Übersicht siehe Sharma & Couture, 2014). Typischerweise sind unerwünschte Wirkungen Appetitminderung, Somnolenz und diskrete Erhöhungen der Herzfrequenz sowie des systolischen und diastolischen Blutdrucks. Es scheint keine Veränderung der QTc-Intervalle zu verursachen, womit eine spezielle EKG-Überwachung nicht notwendig zu sein scheint. Von der FDA wurden im Jahr 2005 Warnungen bezüglich einer selten auftretenden Hepatotoxizität sowie Suizidgedanken bei Kindern und Jugendlichen veröffentlicht. Basis waren Daten wonach von zwei Millionen Patienten, die bereits mit ATX behandelt wurden, zwei schwere hepatotoxische Wirkungen erlitten, die nach Absetzen von ATX verschwanden. Eine sogenannte „Black-Box"-Warnung bezüglich des Auftretens von Suizidalität wurde verpflichtend hinzugefügt, da nach Beginn der Behandlung bei Kindern und Jugendlichen Suizidgedanken und -handlungen (allerdings kein vollendeter Suizid) auftraten. Es wird empfohlen, den Patienten genau zu beobachten und auf entsprechende Verhaltensauffälligkeiten zu reagieren. ATX sollte, ähnlich wie bei Psychostimulanzien, nicht bei Patienten mit unkontrollierter Hypertonie, strukturellen Herzanomalien, Kardiomyopathie und Unregelmäßigkeiten des Herzrhythmus verabreicht werden.

3.3 Guanfacin (GXR)

Ein zweites nicht stimulierendes Medikament, der α-2a-adrenerge Rezeptor-Agonist Guanfacin Extended Release (GXR; Intuniv®), wurde von der FDA und auch von den europäischen Behörden zur Behandlung von ADHS bei Kindern und Jugendlichen zugelassen. Insbesondere wurde GXR als Monotherapie oder Zusatztherapie bei Kindern und Jugendlichen zugelassen, für die Stimulanzien nicht geeignet, nicht verträglich oder unwirksam sind. Während der genaue Wirkmechanismus von Guanfacin, der zur Verbesserung der ADHS-Symptome führt, noch nicht vollständig verstanden wurde, ist bekannt, dass es u. a. postsynaptische α-2a-adrenerge Rezeptoren direkt stimuliert und so die Noradrenalin-Neurotransmission verbessert. Dies wurde mit einem verbesserten Arbeitsgedächtnis assoziiert, das möglicherweise durch eine erhöhte Konnektivität im präfrontalen Kortex vermittelt wird (Kawaura, Karasawa, Chaki & Hikichi, 2014). Darüber hinaus wurde gezeigt, dass Guanfacin das Wachstum und die Reifung von Pyramidenneuronen des medialen präfrontalen Kortex fördert, einer Region, die eng mit Lernen und Gedächtnis verbunden ist.

Die Behandlung mit GXR wird in mit 1mg begonnen und die Dosis bei Kindern zwischen 6 und 12 Jahren um 1mg/Woche bis auf 4mg erhöht. Bei Jugendlichen (13–17 Jahre) wird die Dosis um 1mg/Woche auf 0,12 mg/kg Körpergewicht erhöht, bei einem Maximum von 7mg. Aufgrund des häufigen Auftretens von Sedierung wird GXR üblicherweise vor dem Schlafengehen verabreicht, jedoch kann je nach individuellem Nutzen auch eine Verabreichung am Morgen erwogen werden (Wilens et al., 2017). Wie ATX ist Guanfacin ein Nicht-Stimulans und daher durch eine geringere Missbrauchswahrscheinlichkeit charakterisiert als Psychostimulanzien.

GXR ist hinsichtlich Unaufmerksamkeit, Hyperaktivität, Impulsivität und Symptomen oppositionellen Verhaltens mit signifikanten Behandlungseffekten und einer Effektgröße zwischen 0,52 und 0,59 assoziiert (Metaanalysen von Hirota, Schwartz & Correll, 2014; Wilens et al., 2015). Die Wirksamkeit bei Jugendlichen wird möglicherweise aufgrund der Dosisgrenze von 4mg in einigen Studien unterschätzt.

Unerwünschte Wirkungen

Auch GXR wird im Allgemeinen gut vertragen, wobei es im Vergleich zu Psychostimulanzien differente unerwünschte Wirkungen zeigt. Die häufigsten sind Somnolenz oder Müdigkeit sowie Kopf- und Bauchschmerzen (Huss et al., 2018). Auch eine leichte Hypotonie und Bradykardie sind zu beobachten. Das Auftreten dieser unerwünschten Wirkungen ist in den ersten Behandlungswochen am stärksten ausgeprägt und nimmt danach allmählich ab. Darüber hinaus wurde in einer Studie ein Anstieg des altersnormalisierten BMI-Perzentils festgestellt (Anstieg um 4,3; Shire, 2015), weshalb Größe, Gewicht und BMI, wie bei der Therapie mit Psychostimulanzien auch, während der Behandlung mit GXR überwacht werden sollten. Die Verlängerung der QTc-Intervalle scheint mit durchschnittlich 0,7ms gering zu sein (Huss et al., 2018). Diese kann jedoch relevant sein, wenn die Behandlung einer etwaigen Co-Medikation ebenfalls Auswirkungen auf die Länge der QTc-Intervalle hat. In diesem Zusammenhang ist eine besondere Betrachtung und gegebenenfalls Dosisanpassung von GXR erforderlich (speziell bei Co-Medikationen mit CYP3A4/5-Inhibitor).

Kapitel 4
Forschungsstand zur Verhaltenstherapie bei ADHS

Die 2017 veröffentlichte *interdisziplinäre evidenz- und konsensbasierte (S3) Leitlinie „Aufmerksamkeitsdefizit-Hyperaktivitätsstörung (ADHS) im Kindes-, Jugend- und Erwachsenenalter“* (AWMF, 2017) betont die Wichtigkeit einer multimodalen Behandlung der ADHS über die Lebensspanne.

Vor allem im Jugendalter interferiert eine niedrige oder schwankende Therapiemotivation häufig in bedeutsamer Weise mit der Etablierung eines adäquaten Behandlungsschemas. Obwohl auch hier wirksame Therapieoptionen z.B. in Form von Psychostimulanzien zur Verfügung stehen, nimmt die Adhärenz im Jugendalter stark ab (Molina et al., 2009; Robb & Findling, 2013; Buitelaar, 2017). Vor allem bei Vorliegen einer komorbiden oppositionellen Störung oder Störung des Sozialverhaltens ist die regelmäßige Einnahme der Medikation oft ein Konfliktthema in den Familien. Außerdem sprechen Jugendliche mit komorbiden Erkrankungen häufig geringer auf Medikation an (Riggs et al., 2011; Chan, Fogler, Hammerness & Hammerness, 2016). Außerhalb des engen Studienkontextes ist außerdem die Zufriedenheit der Jugendlichen selbst mit den Effekten von Medikation schwach ausgeprägt (Pelham et al., 2017).

Zudem weisen auch Patienten mit einer guten Medikationsresponse in den meisten Fällen weiterhin Schwierigkeiten und Verhaltensprobleme auf, deren Bearbeitung durch die medikamentöse Einstellung erst ermöglicht wurde. So können diese Patienten hinsichtlich der Residualsymptomatik (Defizite bei Gestaltung von Gleichaltrigenbeziehungen, Emotionsregulation, Problemlöse-, Organisations- und Kommunikationsstrategien) von verschiedenen Formen psychotherapeutischer Interventionen profitieren. Safren und Kollegen (2005) konnten diesen zusätzlichen Profit durch kognitiv-verhaltenstherapeutische Behandlung an einer Stichprobe erwachsener ADHS-Patienten zusätzlich zur psychopharmakologischen Medikation nachweisen: bei 65 % der Patienten wurde eine weitere signifikante Reduktion der Symptomatik erzielt (Safren et al., 2005).

Die Datenlage hinsichtlich verhaltenstherapeutischer Methoden ist im Vergleich zur Pharmakotherapie aktuell noch weniger umfassend, allerdings existieren auch hier empirisch validierte Konzepte für das Kindesalter (z.B. für die Behandlung der ADHS und der oppositionellen Trotzstörung: THOP von Döpfner et al., 2004; Döpfner, Schürmann & Frölich, 2013; Evans, Owens & Bunford, 2014) und Erwachsene (Safren, Perlman, Sprich & Otto, 2009; Philipsen, 2012; Philipsen et al., 2015).

Im Jugendalter gibt es vergleichsweise wenige empirische Studien zur Wirksamkeit psychotherapeutischer Behandlungsverfahren. Durch Verhaltenstherapie (VT) im Gruppensetting zeigt sich in einer Studie von Vidal und Kollegen (2015) eine Reduktion von ADHS-Symptomatik und funktionaler Beeinträchtigung in der Behandlungsgruppe. Das SAVE-Programm mit Fokus auf Aufmerksamkeit, Verhaltensorganisation und Emotionsregulation wurde in einer unkontrollierten Pilotstudie evaluiert und eine gute Akzeptanz sowie eine Reduktion der ADHS-Symptomatik berichtet (Spröber, Grieb, Ludolph, Hautzinger & Fegert, 2010). Der Nutzen einer rational-emotiven Therapie konnte zum aktuellen Zeitpunkt noch nicht nachgewiesen werden (Morris, 1993).

Besonders kontrollierte Studien zur VT im Einzelsetting bei Jugendlichen sind rar (Sonuga-Barke et al., 2013; Evans, Owens & Bunford, 2014). Bis dato beschränkt sich die empirische Evidenz auf eine kleine Anzahl unkontrollierter Studien. Randomisiert-kontrollierte Studien umfassen meist Interventionen mit mehreren Komponenten (Chan, Fogler, Hammerness & Hammerness, 2016). Eine kanadische Studie konnte die Wirksamkeit von einem aus 12 VT-Sitzungen plus zusätzlichen Coaching-Telefonaten als Zusatz zu Pharmakotherapie bestehenden Behandlungsprogramm auf ADHS-Symptomatik, Selbstwert und Grad der Beeinträchtigung zeigen (unpubliziert; Mongia & Hechtman, 2014). Hier muss das Ergebnis allerdings in Anbetracht des Fehlens einer Kontrollgruppe und der kleinen Stichprobe (N=18) kritisch bewertet werden. Antshel, Faraone und Gordon (2014) adaptierten ein VT-Behandlungsprogramm für Erwachsene für das Jugendalter und fanden positive Effekte auf Aufmerksamkeit, Medikationsadhärenz, Selbstwert sowie auf das familiäre und akademische Funktionsniveau (unkontrollierte Studie; Antshel, Faraone & Gordon, 2014). Es gibt Indizien für die Wirksamkeit eines Achtsamkeitstrainings für Jugendliche und ihre Eltern (unkontrollierte Studie; van de Weijer-Bergsma, Formsma, de Bruin & Bogels, 2012). Die Autoren berichten positive Effekte auf Aufmerksamkeits- und Verhaltensprobleme, Exekutivfunktionen und Erziehungsverhalten, wobei sie die Wichtigkeit der Fortführung der Anwendung der erlernten Strategien als zentral für die Aufrechterhaltung der Effekte einstufen. Außerdem gibt es Hinweise auf die positive Wirkung eines Organisationstrainings für ältere Kinder (Abikoff et al., 2013) und Jugendliche im Kontext eines extensiven Sommercamp-Behandlungsprogramms oder einer schulbasierten Intervention (Evans, Schultz, Demars & Davis, 2011; Sibley et al., 2013) sowie für eine Reduktion familiärer Konflikte durch familienbasierte Interventionen für Jugendliche und Eltern (Barkley, Edwards, Laneri, Fletcher & Metevia, 2001). Das „Supporting Teens' Academic Needs Daily (STAND)"-Programm zeigte die Überlegenheit einer Kombination aus Familien- und Gruppensitzungen für Eltern gegenüber Treatment „as usual". Hier wurde durch Anleitung von Eltern plus Jugendlichen mit einem Schwerpunkt auf einer Verbesserung der akademischen Leistung die intrafamiliäre Kooperation gefördert. Die Autoren fanden Verbesserungen in Bezug auf akademisches Funktionsniveau und ADHS-Symptomatik (Sibley et al., 2013). Boyer und Kollegen konnten in einer randomisierten Studie vergleichbare positive Effekte zweier nicht ADHS-spezifischer VT-basierter Interventionen – Plan My Life versus Solution-Focused Treatment – zeigen, die beide eine Kombination aus Eltern- und Jugendlichensitzungen mit Motivational Enhancement Therapy einsetzten (Boyer, Geurts, Prins & Van der Oord, 2015, 2016).

Die geringe Zahl an qualitativ guten Studien zur Behandlung Jugendlicher mit ADHS ist zum einen in der niedrigen Compliance dieser Gruppe begründet (Bussing et al., 2012). Zudem wird die Entwicklung und Evaluation wirksamer Behandlungsmethoden dadurch erschwert, dass individualisierte Behandlungsprogramme notwendig sind, die das breite Spektrum an Komorbiditäten, die entwicklungsbedingte Veränderung der Symptomatik sowie Dysfunktionalität in der Familie (z. B. Erziehungsverhalten, psychische Gesundheit der Eltern) mit berücksichtigen (Mannuzza et al., 2008; Taurines et al., 2010; Jans & Jacob, 2013). Zum familiären Hintergrund ist bedeutsam, dass Eltern mit einem von ADHS betroffenen Kind ein deutlich höheres Risiko haben, selbst auch von ADHS betroffen zu sein und andere psychische Erkrankungen sowie damit verbundene psychosoziale Beeinträchtigungen zu haben, was ihre erzieherischen Ressourcen einschränken kann und oft einen besonderen Hilfebedarf bedeutet.

Vor diesem Hintergrund wurde das vorliegende Manual entwickelt.

Das vorliegende Therapiemanual wird aktuell im Rahmen des öffentlich vom Bundesministerium für Bildung und Forschung geförderten Forschungsverbundes ESCAlife (Evidence-based, Stepped Care of ADHD along the life-span) evaluiert. Der Verbund umfasst insgesamt vier nach Altersgruppe gestufte Teilstudien, die eine Bandbreite verschiedener Interventionen einsetzen und Prädiktoren von Therapieerfolg auf verschiedenen Ebenen (psychosoziale Faktoren bei Eltern und Kindern, Bildgebung, Hirnfunktion, Genetik) untersuchen. Die für das Jugendalter konzipierte randomisiert-kontrollierte Studie ESCAadol vergleicht die Wirksamkeit des vorliegenden individualisierten Verhaltenstherapieprogrammes in einem auf 10 Stunden festgelegten Kurzzeitformat mit einer telefongestützten Selbsthilfe (TASH; Roschmann et al., 2015) in einer Stichprobe von 160 Jugendlichen im Alter von 12 bis 17 Jahren. Die ADHS-Symptomatik wird hier von klinischen Experten mittels eines ausführlichen Interviewverfahrens mehrfach beurteilt und das psychosoziale Funktionsniveau eingeschätzt. Nähere Informationen zur Studie finden Sie im publizierte Studienprotokoll (Geissler et al., 2018).

Kapitel 5
Konzept des Therapiemanuals

Mit steigendem Lebensalter steigen die Anforderungen an die Fähigkeit zur Selbstregulation und Selbststrukturierung. Gleichzeitig wächst das Bewusstsein für die Bedeutung der Diagnose und das Bedürfnis, diese in das Selbstbild zu integrieren. Dieses Selbstbild kann bedingt durch den Bedarf an Unterstützung bei Tätigkeiten, die Gleichaltrige ohne ADHS problemlos bewältigen, schon deutlich negativ geprägt sein. Daher sind Interventionen, die diese Bereiche ansprechen, vor allem im Jugendalter wichtig. Das Streben nach Autonomie sowie Selbstbild und Außenwirkung stehen im Fokus der Lebenswirklichkeit der Jugendlichen, was sich in einer niedrigen Compliance vor allem gegenüber von außen vorgegebenen und potenziell von außen als negativ wahrgenommenen Interventionen niederschlägt. Mit dieser Problematik im Sinn wurde das vorliegende Therapiekonzept entwickelt.

Unabhängig von einer medikamentösen Begleitbehandlung bietet das vorliegende Therapiekonzept Hilfestellungen für Patienten mit Beeinträchtigungen in verschiedenen Lebensbereichen (z. B. Schule, Familie, Beziehungsgestaltung zu Gleichaltrigen). Der oder die Jugendliche wird in die Auswahl der Therapieinhalte aktiv einbezogen und hinsichtlich Therapiemotivation dort abgeholt, wo er oder sie steht. Ist initial wenig Problembewusstsein gegeben, wird dieses Bewusstsein für die vielfältigen durch die ADHS-Symptome bedingten Schwierigkeiten in der Lebens- und Alltagsgestaltung durch die Erstellung eines individuellen Störungsmodelles gefördert. Die Zielgruppe des Therapieprogrammes ist in Tabelle 3 dargestellt.

Das Therapiekonzept sieht vom Aufbau her zunächst ein Basismodul mit zwei Einheiten vor, in welchen die Ziele der Jugendlichen bzw. der Familie für die Therapie definiert und psychoedukativ Wissen über die Störung ADHS vermittelt wird. Danach werden auf Grundlage der Ziele, die für den Patienten individuell wichtig sind, diejenigen Schwerpunktmodule ausgewählt, die für die Erreichung dieser Ziele geeignet sind.

Tabelle 3: Zielgruppe des Therapieprogramms

Diagnosen	Jugendliche mit der Diagnose einer hyperkinetischen Störung nach ICD-10: F90.- oder einer Aufmerksamkeitsstörung ohne Hyperaktivität unter Sonstige näher bezeichnete Verhaltens- und emotionale Störungen mit Beginn in der Kindheit und Jugend (F98.8) Bzw. Jugendliche mit der Diagnose einer Aufmerksamkeitsdefizit-/Hyperaktivitätsstörung nach DSM-5: Aufmerksamkeitsdefizit-/Hyperaktivitätsstörung mit gemischtem Erscheinungsbild, vorwiegend unaufmerksamem oder vorwiegend hyperaktiv-impulsivem Erscheinungsbild
Altersbereich	Im Rahmen einer ambulanten Therapie: ab 12 Jahren
Intelligenzniveau	IQ ≥ 80
Ausschlusskriterien	Psychotische Entwicklung, dissoziale oder emotional-instabile Persönlichkeitsstörung, manifeste Substanzabhängigkeit, schwere depressive Episode, akute Suizidalität

Schwerpunkte der Module sind die Förderung von Konzentration und Selbstorganisationsfähigkeiten, die Verminderung von Ablenkbarkeit, die Vermittlung von Strategien zu Emotionsregulation und Stressbewältigung, der Aufbau von Selbstvertrauen und Selbstwirksamkeit sowie die Thematisierung von Ambivalenzen gegenüber der Medikation (s. Kasten „Zusammenfassung der Ziele des Behandlungsmanuals"). Die drei Module, welche die Eltern bzw. Hauptbezugspersonen als Therapieteilnehmer einschließen (Modul H, I und J), beschäftigen sich mit der Verbesserung der intrafamiliären Kommunikation und der Stärkung der Erziehungskompetenz sowie der psychischen Gesundheit der Eltern. Vor allem letzteres wird häufig auch von den Eltern vernachlässigt. Hierzu erfolgt im Rahmen des vorliegenden Therapiekonzepts gegebenenfalls eine ausführliche Beratung in Bezug auf Selbstfürsorge sowie gegebenenfalls weiterführende Hilfsangebote.

Im Abschlussmodul wird die Therapie mit dem Ziel der Rückfallprophylaxe bzw. Erhaltung des Therapieeffekts rekapituliert. Notwendige Nachbehandlungen werden besprochen.

Zusammenfassung der Ziele des Behandlungsmanuals

- Erstellung eines individuellen Störungsmodells zur Förderung von Problembewusstsein und Krankheitsverständnis
- Individuelle Schwerpunktsetzung abhängig von den Bedürfnissen des Jugendlichen
- Steigerung der Medikationscompliance bei Ambivalenz gegenüber indizierter pharmakologischer Behandlung
- Verbesserung der Konzentrationsfähigkeit, Reduzierung von Ablenkbarkeit und Prokrastinationsverhalten
- Verbesserung der Fähigkeiten zur Selbststrukturierung und damit der Fähigkeit zur Alltagsbewältigung
- Vermittlung von Problemlösestrategien für komplexe Aufgabenstellungen
- Training von Emotionsregulation- und Stressbewältigungsfertigkeiten
- Aufbau von Selbstvertrauen und Selbstwirksamkeit
- Förderung von Problembewusstsein bezüglich Risikoverhalten wie z.B. dem Konsum psychotroper Substanzen
- Verbesserung der innerfamiliären Kommunikation und Verminderung von innerfamiliären Konflikten
- Stärkung der Erziehungskompetenz der Eltern im Umgang mit der ADHS-Symptomatik der Jugendlichen
- Verminderung der familiären Belastungen durch eigene psychiatrische Erkrankungen der Eltern

Das Behandlungsprogramm wurde modularisiert konzipiert, um das Commitment von Jugendlichen zur Mitarbeit in der Therapie zu fördern. Die Modularisierung erlaubt eine Individualisierung und damit eine auf den Jugendlichen und seine Familie zugeschnittene Therapie. Dies ermöglicht eine fokussierte und damit kürzere Behandlung und berücksichtigt so das oft geringe Durchhaltevermögen der Betroffenen. Zudem wird der Jugendliche aktiv in die Behandlungsplanung einbezogen, was Kontrollerleben und Selbstmanagement fördert und auch das von den Betroffenen oft in der Vergangenheit empfundene Gefühl der Fremdbestimmtheit der Therapie vermindert. Die inhaltlichen Schwerpunkte zielen auf die Behandlung der für das Jugendalter typischen Symptomatik der ADHS und komorbider Störungen und damit einhergehender Beeinträchtigungen. Hierzu wurden bewährte kognitiv-verhaltenstherapeutische Standardinterventionen adaptiert. Es wurden Elemente aus der Therapie der adulten ADHS für die Behandlung Jugendlicher angepasst (Hesslinger, Philipsen & Richter, 2004; Safren, Perlman, Sprich & Otto, 2009), aber auch Elemente des Elterntrainings, die ursprünglich für jüngere Kinder konzipiert waren (Döpfner, Schürmann & Frölich, 2013). Wichtige Problemfelder wie Substanzkonsum, Stimmungsprobleme und Emotionsregulationsschwierigkeiten sind berücksichtigt, aber auch niedrige Compliance mit der ADHS-Medikation sowie Konflikte mit den Eltern. Unter Berücksichtigung der Autonomie des Jugendlichen werden die Eltern in die Behandlung mit einbezogen, wobei bei Bedarf auch eine Beratung der Eltern allein im Hinblick auf deren psychische Gesundheit erfolgen kann.

Kapitel 6

Manual zur Kurzzeit-Verhaltenstherapie bei Jugendlichen mit ADHS

6.1 Struktur des Therapiemanuals

Neben einem Basismodul und einem Abschlussmodul mit jeweils zwei Einstiegs- bzw. Abschlusseinheiten enthält das Therapiemanual insgesamt 10 Einzelmodule mit verschiedenen Schwerpunktsetzungen. Jedes Modul wird in mindestens zwei aufeinanderfolgenden Therapiesitzungen behandelt, wobei eine Sitzung auf eine Dauer von etwa 50–60 Minuten ausgelegt ist. Selbstverständlich kann sich der Therapeut jedoch am Tempo und dem Bedarf des Patienten orientieren. Die Therapie findet als Einzelgespräch mit dem Patienten oder als Bezugspersonen- bzw. Familiengespräch statt. Das Ziel ist eine individuelle, auf die aktuelle Problemsituation des Patienten ausgerichtete Behandlung. Aus diesem Grund sind nur die beiden Basiseinheiten (Störungsmodell und Schwerpunktsetzung) und die beiden Abschlusseinheiten (inhaltliche Wiederholung der behandelten Module und Anbahnung der Anschlussbehandlung) übergreifend als gemeinsame Sitzungen mit mindestens einem Elternteil vorgesehen. Für die Auswahl der Behandlungsschwerpunkte findet sich in Kapitel 6.4 ein Leitfaden zur Orientierung.

Die Arbeitsblätter sind den Modulen und ihren beiden Einheiten zugeordnet. Sie sind so konzipiert, dass

Tabelle 4: Übersicht über die Teilnehmer an den Therapiesitzungen

Modul	Teilnehmer
Basismodul (Einheit 1 und 2)	Die ersten beiden Einheiten finden mit einem Elternteil und dem Jugendlichen gemeinsam statt, damit sowohl Eltern als auch Jugendlicher allgemeine Informationen zur Erkrankung erhalten und gemeinsam die passenden Module für die folgenden Therapiesitzungen ausgewählt werden.
Modul A–G	Diese Therapiesitzungen finden mit dem Jugendlichen allein statt.
Modul H	Die Sitzungen zur „Verbesserung der familiären Kommunikation“ sind für die gemeinsame Teilnahme des Jugendlichen und mindestens eines Elternteils konzipiert.
Modul I	Am Modul „Erziehungscoaching“ zur Förderung der Erziehungskompetenz nehmen in der ersten Einheit mindestens ein Elternteil allein und in der zweiten Therapieeinheit die Eltern und wenn möglich auch der Jugendliche gemeinsam teil. Das Modul kann aber auch mit den Eltern allein bearbeitet werden.
Modul J	Das Therapieelement „Die eigene Gesundheit im Blick behalten“ zur Verminderung familiärer Belastungen durch eigene psychiatrische Erkrankungen der Eltern richtet sich allein an den betroffenen Elternteil oder die betroffenen Eltern ohne Einbezug des jugendlichen Patienten.
Abschlussmodul (Einheit 1 und 2)	Die Abschlusseinheiten finden mit dem Jugendlichen und – falls ein Modul mit Elternbeteiligung durchgeführt wurde – auch mit einem oder beiden Elternteilen statt.

eine Einheit eines Moduls in einer Therapiesitzung durchgeführt werden kann, weshalb sich die Therapieaufgabe („Aufgabe der Woche“) jeweils auf eine Therapieeinheit bezieht. Werden die Inhalte einer Therapieeinheit in mehr als einer Sitzung behandelt, ist das zugeordnete Arbeitsblatt für die Aufgabe der Woche bis zur nächsten Sitzung entsprechend mehrfach zu verwenden.

Zentrale Botschaft. In den zentralen Botschaften am Ende der Abschnitte werden wichtige Erkenntnisse zusammengefasst und explizit gemacht, welche nach der therapeutischen Auseinandersetzung mit der Thematik beim Patienten angekommen sein sollten und ihm beim Umsetzen der erarbeiteten Strategien und beim Aufrechterhalten der Motivation helfen.

Wer an den Sitzungen teilnimmt hängt von der Themenstellung ab (s. Tab. 4).

6.2 Ablauf der Therapiesitzungen

Um den Jugendlichen gute Rahmenbedingungen zum strukturierten Erlernen neuer Fertigkeiten zu bieten, folgt der Ablauf jeder Therapiesitzung dem gleichen Schema (s. Tab. 5). Die einzelnen Bausteine sind im Anschluss näher beschrieben.

Eingangsblitzlicht

Jede Sitzung wird eröffnet, indem der Patient kurz über *das aktuelle Befinden, Ereignisse und Fazit der letzten Woche und eventuell aufgetretene Schwierigkeiten* berichtet. Hier lassen sich neben der Einschätzung der Motivation auch Faktoren erfassen, welche für einen positiven Verlauf der Stunde relevant sein könnten. Diese Themen können dann direkt aufgegriffen werden.

Wiederholung

Das übergeordnete Ziel des Therapieprogramms besteht in der Übertragung der erlernten Verhaltensweisen in den Alltag und der schrittweisen Automatisierung des neuen Verhaltens in verschiedenen Kontexten. Um diese automatische Anwendung des neuen Wissens vor allem vor dem Hintergrund der ADHS-typischen kurzen Aufmerksamkeitsspanne zu gewährleisten, werden die Themen der vorangegangenen Module regelmäßig reaktiviert. Dies geschieht zu Beginn jeder Sitzung zum einen in Form einer gemeinsamen *Wiederholung* der Inhalte der letzten Sitzung zur Klärung offener Fragen. Unter Verwendung von offenen Fragen („Weißt du noch, was wir in der letzten Stunde besprochen haben/welches Thema wir in der letzten Stunde hatten?“, „Was weißt du denn zu

Tabelle 5: Allgemeine Struktur der Therapiesitzungen

Ablauf	Inhalt	Ziel	Zeit (Min.)
Eingangsblitzlicht	• Info über Thema der Stunde • Patient berichtet aktuelles Befinden und Wochenverlauf • Thematisierung ggf. therapierelevanter Ereignisse	• Transparenz • Therapeutische Beziehung • Selbstreflexion und Herstellung des aktuellen persönlichen Bezugs	ca. 5
Wiederholung	• Wiederholung der wichtigsten Inhalte der letzten Stunden • Nachbesprechung der Aufgaben der Woche	• Vertiefung der besprochenen Themen • Überprüfung der Umsetzung im Alltag	ca. 10
Themenblock	• theoretische Einführung in das aktuelle Thema • praktische Übungen zum Thema	• Wissensvermittlung • Anwendung und Vertiefung der Inhalte	ca. 40
Stundenabschluss	• Vorbesprechung der Aufgaben der Woche • Feedback zur Therapiestunde	• Transfer des Gelernten in den Alltag • Abgleich der Therapieinhalte mit den Bedürfnissen und Zielen des Jugendlichen • Qualitätssicherung	ca. 5

dem Thema noch?") und der Arbeitsblätter der letzten Stunde. Der Patient wird dabei aufgefordert, die behandelten Inhalte in eigenen Worten wiederzugeben. Der Therapeut unterstützt den Patienten dabei und ergänzt wichtige Punkte, wenn diese vom Patienten selbst nicht genannt werden. Zum andern beziehen sich die zum Programm gehörenden „Aufgaben der Woche" nicht nur auf aktuelle, sondern auch auf sitzungsübergreifende Aufgaben. Die ausführliche *Besprechung der Aufgaben der Woche* zu Sitzungsbeginn bietet die Möglichkeit, das kontinuierliche Üben des Patienten im Blick zu behalten, zu validieren und gleichzeitig Schwierigkeiten bei der Umsetzung der Therapieinhalte sowie die Aufrechterhaltung erzielter Fortschritte in einzelnen Bereichen zu besprechen.

Themenblock

Nach der *theoretischen Einführung* durch den Therapeuten werden *praktische Übungen* für ein tieferes Verständnis der Strategien durchgeführt. Zentral ist hier die Individualisierung des Therapieprogramms, die durch die vorherige Erfassung der Einstellung des Probanden zur eigenen Problematik und der angestrebten Veränderung sowie durch die Anwendung der zu erlernenden Strategien auf konkrete eigene Beispiele erreicht wird. Für jedes Modul liegen Materialien in Form von Arbeitsblättern vor, welche Zusammenfassungen wichtiger Informationen sowie Übungsvorlagen zur Anwendung und Vertiefung beinhalten.

Stundenabschluss

Am Ende jeder Sitzung werden die *Aufgaben der Woche* für die nächste Stunde vorbesprochen. Diese bestehen immer aus zwei Teilen: Aufgaben zur aktuellen Thematik und Aufgaben zu Themen vorangegangener Module oder Sitzungen. Dabei stehen dem Patienten meistens mehrere Möglichkeiten zur Verfügung, aus denen er zusammen mit dem Therapeuten auswählen kann, worauf er sich zu Hause in der folgenden Woche konzentrieren will. Jedoch sollte immer konkret besprochen werden, welche Strategien – z. B. gegen Ablenkung oder Aufschieberitis – er üben will, und diese sollten noch in der Therapiestunde auf dem Arbeitsblatt vermerkt werden. Zum Schluss gibt der Patient dem Therapeuten auf dessen Aufforderung hin *Feedback* zu positiven und negativen Aspekten der Therapiestunde: Was hat mir gefallen? Was hat mir nicht gefallen? Was wünsche ich mir für nächstes Mal? Im Anschluss kann auch noch ein positiver Ausklang der Therapiestunde, z. B. in Form eines kurzen Spiels, stattfinden.

6.3 Kurzvorstellung der Therapieinhalte

6.3.1 Basis- und Abschlussmodul

Die für alle Therapieteilnehmer einheitlichen Basis- und Abschlusseinheiten dienen der gründlichen Vor- und Nachbereitung der Therapie im Sinne eines genauen Problemverständnisses vor Beginn sowie der Anbahnung der weiteren Behandlung vor dem Ende der Kurzintervention.

Basiseinheit 1: ADHS und ich – Einführung und Psychoedukation

Die erste Einheit dient dem gegenseitigen Kennenlernen, dem Aufbau der therapeutischen Beziehung und der Einführung in die Struktur der Therapie. Der zweite wichtige Punkt zum Einstieg in das Behandlungskonzept ist hier die Vermittlung psychoedukativer Informationen zum Störungsbild ADHS.

Basiseinheit 2: ADHS und ich – Psychoedukation und individuelles Störungsmodell

In der zweiten Einheit wird gemeinsam mit dem Jugendlichen ein individuelles Störungsmodell erarbeitet und die bisher bekannten und eingesetzten Strategien im Umgang mit der ADHS-Symptomatik diskutiert. Anhand dieses individuellen Modells zu Störungs- und Copingmechanismen erfolgt die Festlegung der Therapieziele und die Auswahl der modularen Themenschwerpunkte.

Abschlusseinheit 1: Wiederholung und Zusammenfassung der wichtigsten Therapieinhalte

Durch die Wiederholung der wichtigsten Inhalte der bearbeiteten Module unter Zuhilfenahme der Aufzeichnungen/Arbeitsmappe erhalten Therapeut und Patient einen Überblick über die Gesamtbehandlung. Im Anschluss bietet diese Einheit die Möglichkeit, individuell als besonders wichtig erachtete oder unzureichend etablierte Therapieelemente gezielt zu vertiefen.

Abschlusseinheit 2: Therapieabschluss und Klärung der weiteren Behandlungsperspektive

In der letzten Einheit der hier dargestellten Intervention wird nach einem gemeinsamen Resümee mit Patient und Eltern bezüglich der Therapie und der erreichten Fortschritte die weitere Behandlung geplant. Das Konzept dieser nach Möglichkeit kontinuierlichen Anschlussbehandlung sollte eine Stabilisierung der erreichten Fortschritte gewährleisten und weitere Verbesserungen der Symptomatik ermöglichen.

6.3.2 Schwerpunktmodule

Entsprechend den Therapiezielen und den individuellen Problembereichen können für die Schwerpunkte die zu bearbeitenden Module frei gewählt werden, wobei für die Bearbeitung eines Moduls jeweils mindestens zwei Therapiestunden eingeplant werden sollten.

Modul A
Mit System läuft's – Verbesserung von Alltagsorganisation und -planung

Inhalt dieses Moduls ist die Verbesserung der Alltags- und Selbstorganisation durch Etablierung eines Zeitmanagement- sowie eines Strukturierungssystems und die Vermittlung von Strategien zur Vereinfachung der Prioritätensetzung bei komplexen Aufgaben. Da ein hohes Maß an selbständiger Tagesstrukturierung für die meisten Therapieteilnehmer ungewohnt ist, werden zunächst motivierende Faktoren besprochen, bevor konkrete Organisationsmittel wie Kalender oder Merklisten eingeführt und etabliert werden. Bei Startschwierigkeiten und Stresserleben, bedingt durch eine unübersichtliche Anzahl von scheinbar gleichwertigen Aufgaben, werden die Jugendlichen durch eine Anleitung zur Prioritätensetzung in Form einer Kategorisierung von Aufgaben unterstützt. Weiterhin hilft die Zerlegung komplexer Aufgaben in Zwischenschritte bei der Bewältigung.

Modul B
Volle Konzentration – Kampf gegen Chaos, Ablenkbarkeit und Aufschieberitis

Konzentrationsprobleme, Desorganisation und erhöhte Ablenkbarkeit gehören zu den zentralen Problemen der ADHS. Viele der Schwierigkeiten, die zum Beispiel im Hinblick auf die schulischen Anforderungen und Leistungsprobleme entstehen, lassen sich vor allem darauf zurückführen. Ein Hauptziel dieses Moduls ist die Etablierung eines an die persönlichen Präferenzen und Ressourcen des Jugendlichen angepassten effizienten und übersichtlichen Ordnungssystems für die verschiedenen Lebensbereiche wie Schule und Freizeit. Im zweiten Teil des Moduls steht die erhöhte Ablenkbarkeit sowie die Tendenz zum Aufschieben von Aufgaben im Fokus. In Bezug auf konzentriertes Arbeiten ohne Abschweifen gewinnen Therapeut und Jugendlicher im ersten Schritt gemeinsam einen Überblick über die individuelle Ablenkbarkeit und planen im Anschluss Gegenmaßnahmen für die als ablenkend identifizierten Faktoren. Zur Bearbeitung der Prokrastinationsneigung wird zunächst mittels Pro-Kontra-Erörterung ein differenziertes Problembewusstsein geschaffen, dann folgt im Anschluss die Vermittlung von Strategien für einen angemessenen Umgang mit der „Aufschieberitis".

Modul C
Think Positive – Die Macht der positiven Gedanken

Häufig haben Jugendliche mit ADHS bereits durch Misserfolgserfahrungen und negatives Feedback ein deutlich negatives Selbstbild entwickelt. Die Selbstwirksamkeitserwartungen sind niedrig, die erfolgreiche Bewältigung von Aufgaben trauen sie sich nicht mehr zu. Ziel des Moduls ist das Erlernen angemessener Strategien im Umgang mit negativen Gedanken sowie ein Training alternativen funktionalen Denkens. Nach einer ausführlichen Besprechung des Zusammenhangs zwischen Gedanken, Gefühlen und Verhalten und der Sensibilisierung für eigene negative Gedanken erfolgen die Bearbeitung konkreter negativer Gedanken und das Einüben hilfreichen, funktionalen Denkens.

Modul D
Das Emotions-Modul – Der richtige Umgang mit (negativen) Gefühlen

Ziel des Moduls ist die Verbesserung der Fähigkeiten zur Emotionsregulation durch Vermittlung von Strategien im Umgang mit negativen Gefühlen. Nach der Vermittlung emotionsbezogenen Wissens (Entstehung, Bedeutung und Klassifikation von Emotionen, Zusammenhang zwischen Gedanken, Gefühlen und Verhalten) und der Herstellung des Bezugs zur ADHS-Symptomatik werden Strategien zur Verbesserung der Emotionsregulationsfähigkeiten (v. a. für den Umgang mit negativen Gefühlen wie Wut) besprochen. Diese Strategien umfassen u. a. die Verbesserung der Wahrnehmung eigener Gefühle (Grundvoraussetzung), die Reduktion der eigenen Anfälligkeit für heftige Gefühle (Vorbeugung) und das bewusste Verändern oder Abschwächen von Gefühlen. Abschließend erfolgt eine individuelle Strategieplanung für emotionale Krisensituationen.

Modul E
Weniger Stress – mehr Zufriedenheit:
Strategien zum Problemlösen und gegen Stress

Viele Jugendliche mit ADHS erleben im Alltag häufig Stress und fühlen sich durch die an sie gestellten Anforderungen überfordert. An die Identifizierung individueller Stressoren schließt sich eine Analyse bisheriger Stressbewältigungsstrategien und eine Differenzierung in funktionale vs. dysfunktionale Strategien an. Auf Grundlage dieser Information werden Möglichkeiten zur besseren Stressbewältigung erarbeitet, die sowohl präventiv (Reduktion der Stressanfälligkeit; Identifizierung und ggf. Vermeidung der Auslösesituation) als auch in der stressinduzierenden Situation selbst (Situation verändern; Achtsamkeit; Strategien zum Umgang mit Stress; die 5 Schritte des Problemlösens) eingesetzt werden können.

Modul F
Das Medikations-Modul – Den richtigen Umgang mit der ADHS-Medikation finden

Bei Jugendlichen, bei denen aufgrund ihrer ausgeprägten ADHS-Symptomatik eine pharmakologische Behandlung indiziert ist, ist mangelnde Medikationscompliance häufig ein Thema. Die individuellen Gründe werden exploriert und mit dem Jugendlichen gemeinsam bearbeitet. Nach einer ausführlichen Psychoedukation zur Wirkweise der Pharmakotherapie beinhaltet der zweite Teil des Moduls je nach Problematik entweder Strategien zur Erhöhung der Regelmäßigkeit der Medikationseinnahme bei vorhandener Motivation oder widmet sich der Bearbeitung von Ambivalenzen gegenüber der Medikation. Konnten die Bedenken des Jugendlichen ernstgenommen und ausreichend bearbeitet werden, steht am Ende des Moduls eine Entscheidung des Jugendlichen für das „Experiment": regelmäßige Einnahme der Medikation für die Zeitdauer der Therapie, Evaluation und Entscheidung über die Fortführung nach Therapieabschluss.

Modul G
Die Suche nach dem Kick

Jugendliche mit ADHS haben ein erhöhtes Risiko für die Entwicklung einer Substanzabhängigkeit. Dieses Modul richtet sich an Jugendliche, bei denen trotz hoher Gefährdung und übermäßigem Konsum psychotroper Substanzen noch keine manifeste Suchterkrankung besteht. Ziel des Moduls ist es, die Jugendlichen hinsichtlich des Gefahrenpotenzials zu sensibilisieren und Veränderungsmotivation aufzubauen bzw. bei vorhandener Motivation Strategien zur Eingrenzung des Substanzkonsums zu vermitteln.

Modul H
Verbesserung der familiären Kommunikation
(Für Jugendliche und Eltern)

Ziel ist die Verbesserung der Interaktion zwischen dem Jugendlichen und den Eltern. Dazu werden erst typische Konfliktsituationen hinsichtlich dysfunktionaler Kommunikationsmuster analysiert, um im Anschluss angemessene Kommunikationsregeln zu erarbeiten, die dann im Alltag umgesetzt werden. Anhand einer typischen Konfliktsituation wird abschließend die konfliktfreie Klärung der schwierigen Situation geübt.

Modul I
Erziehungscoaching (Für Eltern)

Kinder und Jugendliche mit ADHS stellen an das Erziehungsverhalten ihrer Eltern große Herausforderungen. Viele Eltern erleben sich in schwierigen Situationen häufig als hilflos und sind unsicher, wie sie sich angemessen verhalten bzw. die Konfliktsituationen gut lösen können. Das Modul soll dazu dienen, mit den Eltern konkrete Strategien im Umgang mit schwierigen Situationen einzuüben und sie in ihrer Erziehungskompetenz zu stärken. Zum anderen ist durch die häufigen Konflikte die Eltern-Kind-Beziehung in Familien mit ADHS-Kindern häufig bereits belastet. Es ist deshalb auch Ziel dieses Moduls, die Beziehung zwischen den Eltern und den Jugendlichen zu verbessern.

Modul J
Die eigene Gesundheit im Blick behalten (Für Eltern)

Eltern von Kindern mit ADHS sind emotional häufig stärker belastet und erleben ein hohes Maß an elterlichem Stress. Über die emotionale Belastung hinausgehend leiden diese Eltern oft auch an manifesten psychischen Störungen, was sich wiederum negativ auf die Qualität des Erziehungsverhaltens, die Beziehungsgestaltung und damit die Eltern-Kind-Interaktion insgesamt auswirkt. Um zu verhindern, dass sich aus emotionalem Stress im Verlauf manifeste psychische Erkrankungen entwickeln, ist es wichtig, dass Eltern ihre eigene Gesundheit im Blick behalten. Im Rahmen dieses Moduls werden mit den Eltern gesundheitsförderliche Strategien erarbeitet. Bestehen bei den Eltern bereits Symptome einer psychischen Erkrankung, werden Behandlungsmöglichkeiten besprochen.

6.4 Hinweise zur Modulauswahl

Für eine Therapie im ambulanten Setting kann eine beliebige Anzahl an Modulen nach Bedarf zusammengestellt werden. Die Auswahl der Module orientiert sich an dem in der ersten Einheit erarbeiteten individuellen Störungsmodell: Welche Schwierigkeiten und Auswirkungen der ADHS-Symptomatik werden von dem Patienten und den Eltern berichtet bzw. als besonders belastend erlebt? Bei Patienten mit einer pharmakologischen Behandlungskomponente sind vor allem Bereiche relevant, in welchen trotz der Medikation Schwierigkeiten bestehen. Die in Tabelle 6 aufgeführten Leitfragen stellen eine Orientierung für die Auswahl der Schwerpunkte bei multiplen Problembereichen dar.

Tabelle 6: Leitfragen zur Modulauswahl

Schwerpunkt der Problematik		Modul
Führen Schwierigkeiten mit der Selbstorganisation häufig dazu, dass Aufgaben und Termine vergessen und nicht erledigt werden? Führt dies zu negativen Konsequenzen oder zu Streit in der Familie?	➡	**A** **Mit System läuft`s**
Zeigen sich Schwierigkeiten vor allem in der Konzentration (z. B. bei den Hausaufgaben), lässt sich der Jugendliche leicht ablenken, oder neigt er dazu, Aufgaben immer wieder vor sich herzuschieben?	➡	**B** **Volle Konzentration**
Traut sich der Jugendliche wenig zu? Fühlt er sich bei Aufgaben schon im Vorfeld unsicher und frustriert?	➡	**C** **Think Positive**
Leidet der Patient unter einer wechselhaften Stimmung? Kommt es häufig zu starken Gefühlsausbrüchen, bei denen es dem Patienten schwerfällt, wieder die Kontrolle über sein Verhalten zu bekommen? Sind durch das Ausmaß dieser Verhaltensweisen Beziehungen in der Familie oder zu Gleichaltrigen belastet?	➡	**D** **Das Emotions-Modul**
Zeigt der Jugendliche Überforderungserscheinungen bei Alltagsanforderungen und beim Treffen von Entscheidungen? Hat dies Auswirkungen auf sein Befinden in Form von Gefühlen von Stress und Anspannung?	➡	**E** **Weniger Stress – mehr Zufriedenheit**
Steht der Patient seiner Medikation mit Psychostimulanzien kritisch gegenüber? Gibt es zu Hause häufig Diskussionen über die Notwendigkeit der Medikation, oder wird die Einnahme der Medikation häufig vergessen?	➡	**F** **Das Medikations-Modul**
Konsumiert der Jugendliche häufiger größere Mengen an psychotropen Substanzen wie z. B. Alkohol oder Cannabis? Gab es über das Ausmaß des Konsums schon häufiger Diskussionen oder Konflikte in der Familie? Fällt es dem Jugendlichen schwer, die negativen Folgen seines Konsums wahrzunehmen oder den Konsum einzuschränken trotz eigenen Wunsches?	➡	**G** **Die Suche nach dem Kick**
Gibt es in der Familie insgesamt häufig Konflikte und Kommunikationsprobleme in Form von Missverständnissen? Erscheint die familiäre Atmosphäre durch die Schwierigkeiten, die sich aus der ADHS-Symptomatik des Kindes ergeben, belastet und angespannt, obwohl sich die Eltern erzieherisch kompetent fühlen?	➡	**H** **Verbesserung der familiären Kommunikation** (Für Jugendliche und Eltern)
Gibt es auf Seiten der Eltern häufig Unsicherheit bezüglich des richtigen Erziehungsverhaltens in verschiedenen Situationen? Verweigert sich der Jugendliche häufig den an ihn gestellten Aufforderungen? Fällt es den Eltern in diesen Fällen schwer, Konsequenzen zu etablieren und umzusetzen? Ist die Beziehung zwischen Eltern und Kind durch die daraus resultierenden Konflikte bereits belastet?	➡	**I** **Erziehungscoaching** (Für Eltern)
Leiden die Eltern unter einem hohen Stressniveau? Fehlt ihnen aufgrund eigener Probleme die Energie, sich so dem Kind zu widmen, wie sie es möchten? Wird die Erziehung durch eine eigene psychiatrische Erkrankung oder psychische Belastung eines Elternteils beeinträchtigt?	➡	**J** **Die eigene Gesundheit im Blick behalten** (Für Eltern)

6.5 Inhalte der einzelnen Therapieeinheiten

6.5.1 Basismodul: ADHS und ich

Basiseinheit 1: Einführung und Psychoedukation	
Ziel der Einheit	Gegenseitiges Kennenlernen, Vorstellung von Ablauf und Struktur der Therapie, Psychoedukation zu Symptomatik, Behandlung und Verlauf der ADHS
Inhalte	• Themenblock I: Kennenlernen • Themenblock II: Vorstellung des Ablaufs und der Struktur der Therapie • Themenblock III: Psychoedukation zum Thema ADHS und Erarbeitung eines individuellen Störungsmodells • Aufgabe der Woche • Elterngespräch (ca. 10 Minuten)
Teilnehmer	Jugendlicher und mindestens ein Elternteil, Therapeut Am Ende der Einheit findet ein kurzes Gespräch (ca. 10 Minuten) mit dem anwesenden Elternteil allein statt. Auf diese Besonderheit im Ablauf der Einheit kann bereits am Anfang bei der Besprechung der Agenda hingewiesen werden.

Themenblock I: Kennenlernen

Das gegenseitige Kennenlernen dient dem Aufbau einer vertrauensvollen therapeutischen Beziehung. Für den Therapeuten bietet sich die Gelegenheit, einen Eindruck von der aktuellen Lebenssituation und den Problembereichen des Patienten zu bekommen *(Basisarbeitsblatt 1: Steckbrief)* sowie Gründe für die Aufnahme der Therapie zum jetzigen Zeitpunkt und die Behandlungsmotivation des Patienten zu explorieren. Erste Hinweise für die Therapieziele können gesammelt werden.

Themenblock II: Vorstellung des Ablaufs und der Struktur der Therapie

Bei der Einführung des Therapieablaufs sowie der allgemeinen Struktur der Therapiesitzungen werden primär die Rahmenbedingungen besprochen.

Jede Sitzung dauert 50–60 Minuten.

Im Basismodul werden Informationen zur ADHS-Erkrankung und -Behandlung vermittelt und gemeinsam mit Eltern und Jugendlichem individuelle Behandlungsansätze mit Hilfe eines personalisierten Modells und den daraus abgeleiteten Therapiezielen herausgearbeitet. Diese sollten möglichst konkret und realistisch formuliert sein. Anhand der Therapieziele werden für die folgenden Therapieeinheiten Schwerpunktthemen (Module) bestimmt, die dann über jeweils mindestens zwei Therapiesitzungen bearbeitet werden. Um den Entscheidungsprozess zu erleichtern, werden die Themenschwerpunkte der Module kurz vorgestellt und Rückfragen zu den Inhalten beantwortet:

- Modul A: Mit System läuft's – Verbesserung von Alltagsorganisation und -planung
- Modul B: Volle Konzentration – Kampf gegen Chaos, Ablenkbarkeit und Aufschieberitis
- Modul C: Think Positive – Die Macht der positiven Gedanken
- Modul D: Das Emotions-Modul – Der richtige Umgang mit (negativen) Gefühlen
- Modul E: Weniger Stress – mehr Zufriedenheit: Strategien zum Problemlösen und gegen Stress
- Modul F: Das Medikations-Modul – Den richtigen Umgang mit der ADHS-Medikation finden
- Modul G: Die Suche nach dem Kick
- Modul H: Verbesserung der familiären Kommunikation (Für Jugendliche und Eltern)
- Modul I: Erziehungscoaching (Für Eltern)
- Modul J: Die eigene Gesundheit im Blick behalten (Für Eltern)

Das Abschlussmodul dient der Wiederholung und weiteren Vertiefung der wichtigsten Therapieinhalte sowie der Planung der weiteren Behandlungsperspektiven nach Abschluss dieser Kurzzeitintervention.

Jede Therapiestunde folgt einem ähnlichen Ablauf (s. Tab. 5 in Kap. 6.2). Stundenübergreifend wird in den Therapieeinheiten zunächst theoretisches Wissen vermittelt, welches anschließend in Form von praktischen Übungen ausprobiert und mittels Therapieaufgaben *(Aufgabe der Woche)* in den Alltag übertragen wird.

Als Strukturierungshilfe ist der Teilnehmer angehalten, sich für die Therapieunterlagen eine Mappe anzulegen, in welcher alle Arbeitsblätter abgeheftet werden. Diese Mappe ist in jeder Therapieeinheit mitzuführen, da zur Konsolidierung und Vertiefung bereits erlernter Inhalte immer wieder auch auf frühere Aufzeichnungen zurückgegriffen werden muss.

Themenblock III: Psychoedukation zum Thema ADHS und Erarbeitung eines individuellen Störungsmodells

Die komplexe Problemsituation, in welcher sich der Patient zu Beginn der Therapie befindet, lässt Veränderung zum Positiven unter Umständen unerreichbar erscheinen und erzeugt Resignation angesichts der unübersichtlichen Anzahl scheinbar unabhängiger „Baustellen".

Ein gutes Verständnis der eigenen Symptomatik und der Zusammenhänge zwischen äußeren und inneren Faktoren bei der Entstehung der aktuellen Situation und der problematischen Verhaltensweisen ist ein starker Motivationsfaktor, die Anstrengungen auf sich zu nehmen, welche mit initial aversiven Veränderungen und dem Ersetzen dysfunktionalen Verhaltens mit kurzfristigen positiven Konsequenzen durch funktionales Verhalten mit langfristig positiven Konsequenzen einhergehen. Daher liegt in diesem Themenblock der Fokus auf Psychoedukation und der anschließenden Personalisierung des allgemeinen Störungsmodells auf den Patienten.

Grundlegende Informationen zur ADHS in Bezug auf Symptomatik, Behandlung und Verlauf finden sich auf dem *Basisarbeitsblatt 2: Informationen zum Thema ADHS*. Das Arbeitsblatt dient hierbei als Leitfaden, mit dem die wichtigen Informationen zur ADHS in wechselseitiger Ergänzung erarbeitet werden: Der Therapeut erfragt zunächst, was der Jugendliche und der anwesende Elternteil schon kennen oder wissen (z. B. zu Symptomen der ADHS) und ergänzt, vertieft oder korrigiert die Aussagen. So kann der Therapeut erkennen, ob der Jugendliche die Inhalte erfasst und verstanden hat, und direkt auf Fragen eingehen.

Als Basis für Verhaltensänderungen soll dem Jugendlichen zunächst ermöglicht werden, einen eigenen Bezug zu den besprochenen Inhalten herzustellen und im Alltag seine ADHS-Symptomatik zu erkennen. Im Anschluss an das *Basisarbeitsblatt 2: Informationen zum Thema ADHS* wird daher mit dem Patienten besprochen, welche ADHS-Symptome er bei sich selbst mit und ohne Medikation wahrnimmt und als Beeinträchtigung empfindet *(Basisarbeitsblatt 3: Wie zeigt sich ADHS bei mir?)*. Hierbei kann der anwesende Elternteil ergänzend befragt werden.

Mit diesen Informationen wird nun ein individuelles Störungsmodell erarbeitet. Als Grundlage dient das *Basisarbeitsblatt 4: ADHS-Symptome und ihre Folgen*.

Der Therapeut erklärt anhand dieses Arbeitsblattes zunächst das allgemeine Modell (vgl. Abb. 1): Es wird dargestellt, über welche Mechanismen sich die ADHS-Symptomatik in Form von negativen Lernerfahrungen (1), negativem Denken (2) und negativen Behandlungserfahrungen (3) auf Lebensführung, Selbstbild (2, 5) und Zukunftsperspektive auswirkt (5). Ungünstige Lern- und Behandlungserfahrungen sowie Denkinhalte (1–3) führen zu einer verstärkten Vermeidung von Anforderungen und adäquater Behandlung (4) und in Folge zu einer höheren Auftretenswahrscheinlichkeit riskanten Verhaltens wie z. B. Suchtmittelkonsum (5). Weiterhin bedingen diese Faktoren ein erhöhtes Risiko, in Beruf und Ausbildung mit besonderen Schwierigkeiten konfrontiert zu sein, sowie die Entwicklung eines chronifizierten negativen Selbstbildes oder psychiatrischer Begleiterkrankungen wie z. B. affektive Störungen, Angststörungen oder Suchterkrankungen (5).

Damit der Patient einen Bezug zur eigenen Symptomatik herstellen kann, eruiert der Therapeut nach der Erläuterung der einzelnen Bereiche des Modells die individuellen Erfahrungen des Patienten (z. B. explizite Frage: „Welche Auswirkungen hatten die Konzentrationsschwierigkeiten bei dir in der Schule?"). Für den Patienten relevante Bereiche können dort markiert werden (Textmarker).

Auf dem *Basisarbeitsblatt 4: ADHS-Symptome und ihre Folgen* sind zusätzlich zu jeder Komponente des individualisierten Entstehungsmodells die korrespondierenden Module vermerkt, in denen die jeweilige Problematik bearbeitet werden kann. Je nachdem, in welchen Bereichen der Patient von Schwierigkeiten berichtet, können dann die Module entsprechend ausgewählt werden. Aufbauend auf diesem individuellen Störungsmodell wird der Jugendliche in den späteren Sitzungen angeleitet, konkrete Strategien im Umgang mit seinen Symptomen einzusetzen.

Aufmerksamkeitsprobleme *(Modul A, B)*	**Hyperaktivität**	**Impulsivität** *(Modul A)*	**Stimmungsschwankungen** *(Modul D)*
Kann nicht lange bei einer Sache bleiben Leicht ablenkbar Macht ständig neue Pläne Bringt Sachen nicht zu Ende Oft mehrere Projekte gleichzeitig, die nicht beendet werden Schwierigkeiten, sich zu organisieren Häufiges Aufschieben von Arbeiten, bis der Druck steigt Vergesslich	Immer in Bewegung, „zappelig" Innere Unruhe, fühlt sich innerlich „getrieben" Kann schwer entspannen oder Langeweile aushalten Sucht immer wieder neuen Kick, Neigung zu riskantem Verhalten, z. B. Suchtmittel, Sport **Positiv:** Viel Energie, kann anstecken	Ungeduldig Kann schlecht abwarten Handeln, ohne vorher über die Konsequenzen nachzudenken Niedrige Frustrationstoleranz Häufiger Konflikte mit anderen **Positiv:** Spontan, begeisterungsfähig	Stimmung kann schnell zwischen traurig und sehr fröhlich schwanken Reagiert schon bei kleinen Anlässen mit starken Gefühlen (z. B. starkem Ärger) Probleme, mit negativen Gefühlen wie z. B. Wut umzugehen

↓

Negative Lernerfahrungen (1)
(Modul H)

Misserfolge (z. B. in der Schule)

Häufig Streit mit Eltern, Geschwistern und Gleichaltrigen

Schwierigkeiten, Freunde zu finden

→

Negatives Denken (2)
(Modul C, E)

Gefühl von Überforderung und Hilflosigkeit

Erwartung von Misserfolgen

Selbstwertprobleme

Frustration

Depressive Stimmung

Negative Erfahrungen in der bisherigen Behandlung (3)
(Modul F)

z. B. mit der Medikation („Psychopille")

Zu wenig Info über die Erkrankung

↓

Vermeidungsverhalten (4)
(Modul A, B, C, E)

- Ablehnung der Behandlung, um sich nicht mit den Problemen auseinandersetzen zu müssen
- Vermeiden von Anforderungssituationen

→

Langfristige Folgen (5)
(Modul C, D, E, G)

Weitere Beeinträchtigung durch die ADHS

Verstärkung der Gefahr von:
- Selbstwertproblemen
- depressiver Stimmung
- steigendem Suchtrisiko

Abbildung 1: ADHS-Symptome und ihre Folgen (vgl. Basisarbeitsblatt 4)

Zentrale Botschaft

Um das Entstehen von Frustrationserleben zu vermeiden und regelmäßiges Üben zu fördern, ist es zum einen wichtig, zu vermitteln, dass überdauernde Veränderungen von Verhalten und Gewohnheiten Zeit und regelmäßige Anwendung (im Rahmen der Therapie beispielsweise in Form von Therapieaufgaben) bedürfen, um sich als Routine etablieren zu können. Zum anderen sollten die Patienten auf zu erwartende Schwierigkeiten beim Verhaltensaufbau vorbereitet werden. Der explizite Hinweis, dass bestimmte Strategien nicht gleich konsequent umgesetzt werden können und Fehler bzw. der Rückfall in alte Muster ein normaler Teil des Veränderungsprozesses sind, kann Entmutigung im Therapieverlauf vorbeugen/entgegenwirken. Als motivierende Strategie kann zum Beispiel die Selbstinstruktion und Fokussierung der Patienten auf die längerfristigen Vorteile einer Verhaltensänderung eingesetzt werden.

Aufgabe der Woche

Zur Förderung der Selbstwahrnehmung hinsichtlich Symptomatik und individueller Schwierigkeiten soll in der nächsten Woche eine Selbstbeobachtung stattfinden. Das *Basisarbeitsblatt 5: Aufgabe der Woche (Einheit 1)* enthält drei Fragen:

- Welche ADHS-Symptome habe ich bei mir bemerkt? (z. B. abgelenkt in der Schule; Arzttermin vergessen)
- Habe ich die ADHS-Symptome selbst bemerkt oder wurde ich von anderen darauf angesprochen? (z. B. Lehrerin hat mich ermahnt, weil ich in der Schule wieder abgelenkt war)
- Wie bin ich mit den Symptomen umgegangen? (z. B. versucht, mich wieder auf den Unterricht zu konzentrieren)

Elterngespräch

Ein wichtiger Bestandteil der ersten Therapieeinheit ist ein kurzes Vier-Augen-Gespräch von etwa 10–15 Minuten mit dem anwesenden Elternteil. In dem Elterngespräch können eventuelle Fragen und Anliegen sowohl seitens des Elternteils als auch des Therapeuten thematisiert werden, die nicht vor dem Patienten besprochen werden sollen. Dabei kann auch auf Informationen, die durch Anamnese und Basisdiagnostik vor Therapiebeginn gewonnen wurden, Bezug genommen werden. Weiterhin bietet sich hier für den Therapeuten die Möglichkeit, das Vorliegen eigener psychiatrischer Erkrankungen der Eltern zu explorieren und gegebenenfalls das *Modul J: Die eigene Gesundheit im Blick behalten (Für Eltern)* vorzustellen. Wenn das Modul ausgewählt wird, können direkt im Anschluss Termine für die zugehörigen Therapiesitzungen vereinbart werden.

Basiseinheit 2: Psychoedukation und individuelles Störungsmodell	
Ziel der Einheit	Erarbeitung eines individuellen Störungsmodells, Förderung des Problembewusstseins
Inhalte	• Themenblock IV: Bisherige Erfahrungen mit Lösungsstrategien, Formulierung von Therapiezielen, Auswahl der Module für die nächsten Sitzungen • Themenblock V: Erarbeitung individueller Stärken und positiver Eigenschaften • Aufgabe der Woche
Teilnehmer	Jugendlicher und mindestens ein Elternteil, Therapeut

Themenblock IV: Bisherige Erfahrungen mit Lösungsstrategien, Formulierung von Therapiezielen, Auswahl der Module für die nächsten Sitzungen

Ausgehend von *Basisarbeitsblatt 3: Wie zeigt sich ADHS bei mir?* wird gemeinsam mit dem Jugendlichen zusammengestellt, welche Lösungsstrategien im Umgang mit der ADHS-Symptomatik er kennt oder selbst bereits ausprobiert hat *(Basisarbeitsblatt 6: Bisherige Strategien)*. Eine Einschätzung der Strategien hinsichtlich ihrer erlebten Nützlichkeit hilft bei der Einteilung in funktionale und dysfunktionale Strategien. An diese Stelle sollte auch explizit in Richtung bekannter dysfunktionaler Strategien exploriert werden (z. B. Alkohol- und Cannabiskonsum als „Strategie zur Entspannung“ in oder nach Stresssituationen).

Anschließend werden gemeinsam zunächst etwa zwei bis drei konkrete Ziele für die Therapie formuliert und festgehalten *(Basisarbeitsblatt 7: Meine Ziele für die Therapie)*, z. B. sich in der Schule weniger ablenken lassen, weniger Streit zu Hause haben, weniger vergesslich sein.

Für die Erarbeitung der Therapieziele können folgende Fragen herangezogen werden (nach Safren et al., 2005):

Warum hast du dich entschlossen, an der Therapie teilzunehmen?

Welche Lebensbereiche oder welche Verhaltensweisen möchtest du verändern?

Möchtest du verändern, wie du an Aufgaben herangehst?

Möchtest du verändern, wie du mit deinen Gefühlen umgehst?

Was würde sich für dich ändern, wenn du keine ADHS hättest?

Auf Basis der Therapieziele werden dann gemeinsam die Module für die nächsten Therapiesitzungen ausgewählt. (Eine Entscheidungshilfe zur Modulwahl findet sich in Kap. 6.4.)

Themenblock V: Erarbeitung individueller Stärken und positiver Eigenschaften

Bedingt durch negative Vorerfahrungen ist bei vielen jugendlichen ADHS-Patienten bereits die Wahrnehmung der Störung als durchgängig nachteilbehaftet entstanden und die Selbstwahrnehmung in Richtung störendem und häufig kritisiertem Familienmitglied, Spielpartner und Klassenkameraden ausgerichtet. Dieser Eindruck wurde unter Umständen zusätzlich durch die bisherigen rein defizitorientierten Therapieinhalte bestärkt. Daher ist es wichtig, durch die hier folgende Auseinandersetzung mit positiven Aspekten der ADHS und individuellen Stärken ein positives Selbstbild zu fördern.

Zunächst wird frei gesammelt, welche Stärken der Jugendliche mit seiner ADHS verbindet *(Basisarbeitsblatt 8: Positive Aspekte von ADHS)*. Eine Hilfestellung kann z. B. der Hinweis sein, dass ADHS häufig mit bestimmten Persönlichkeitsmerkmalen oder Eigenschaften einhergeht, die als positiv wahrgenommen werden. Auch kann dargelegt werden, dass sogar bestimmte Eigenschaften, die im Alltag beeinträchtigen können, durchaus nützlich sein können, wenn sie richtig und zielgerichtet eingesetzt werden.

Wenn es dem Jugendlichen schwerfällt, positive Aspekte bei sich zu benennen, kann hier gut auch der anwesende Elternteil einbezogen und befragt werden, welche positiven Aspekte und Eigenschaften er bei seinem Kind wahrnimmt (z. B. Begeisterungsfähigkeit, Kreativität, Spontaneität, Offenheit).

Als Anregung ist in den Materialien eine Liste mit möglichen positiven Eigenschaften enthalten *(Basisarbeitsblatt 9: Positive Eigenschaften im Zusammenhang mit ADHS)*.

Zentrale Botschaft

Ziel dieses Therapiebausteines ist es, die Jugendlichen in einem positiveren Selbstbild zu stärken und zu vermitteln, dass jeder Patient parallel zur ADHS-Symptomatik auch Ressourcen hat, die er im Alltag positiv einsetzen und nutzen kann.

Wichtig ist dabei, dass mit dem Jugendlichen individuell erarbeitet wird, welche Ressourcen er bei sich sieht (z. B. würden sich nicht alle ADHS-Patienten als kreativ beschreiben).

Aufgabe der Woche

In der folgenden Woche ist es die Aufgaben des Jugendlichen, mit Fokus auf positive Eigenschaften und Erfolgserlebnissen auf Folgendes zu achten: In welchen Situationen konnte ich meine Stärken und positiven Eigenschaften gut einbringen? *(Basisarbeitsblatt 10: Aufgabe der Woche (Einheit 2))*

Diese Aufgabe sollte in der folgenden Sitzung unabhängig vom gewählten Modul ausführlich nachbesprochen werden. Wenn es dem Jugendlichen schwerfällt, aktuelle positive Eigenschaften und Situationen zu benennen, überlegt der Therapeut mit dem Jugendlichen gemeinsam, an welche positiven Situationen er sich in der weiteren Vergangenheit erinnern kann (z. B. Erfolgserlebnisse, positive Erfahrungen), um die Wahrnehmung positiver Ressourcen im Alltag anzuregen.

6.5.2 Modul A: Mit System läuft's – Verbesserung von Alltagsorganisation und -planung

Therapieeinheit A1	
Ziel der Einheit	Etablierung eines effizienten und personalisierten Zeitmanagementsystems
Inhalte	• Themenblock I: Etablierung eines Zeitmanagement- und Strukturierungssystems • Aufgabe der Woche
Teilnehmer	Jugendlicher, Therapeut

Themenblock I: Etablierung eines Zeitmanagement- und Strukturierungssystems

Die Verbesserung des Organisations- und Zeitmanagements stellt einen wichtigen Behandlungsbaustein in der ADHS-Therapie dar, da viele Patienten mit ADHS hier große Probleme haben. Den meisten Patienten fällt es schwer, sich zu organisieren, Termine und Verpflichtungen strukturiert zu planen und diese dann auch einzuhalten.

Zunächst wird mit dem Jugendlichen kurz wiederholt, welche Probleme durch mangelnde Organisation entstehen. Hierbei kann auf vom Jugendlichen konkret berichtete oder allgemein bei vielen ADHS-Patienten bekannte Schwierigkeiten Bezug genommen werden.

Indem sich Therapeut und Jugendlicher anschließend gemeinsam mit den potenziellen Vorteilen der Verwendung der hier behandelten Hilfsmittel *(Arbeitsblatt A2: Verwendung eines Kalenders und einer Merkliste)* auseinandersetzen, werden die intrinsische Motivation und dadurch die Anstrengungsbereitschaft gefördert.

Vorteile der regelmäßigen Verwendung von Kalender und Hausaufgabenheft
• Überblick über Termine und die zu erledigenden Aufgaben • Möglichkeit, sich Aufgaben zeitlich gut einzuteilen → muss nicht alles auf einmal machen • Möglichkeit, den Tag besser zu strukturieren → weniger Stress • Schluss mit vergessenen Terminen • Vermeidung negativer Konsequenzen (z. B. Ärger in der Schule wegen zu später Abgabe, vergessenen Hausaufgaben) • Mehr Zeit für schöne Dinge!

Nun folgt die Abklärung, welche der drei Selbstorganisations-Bausteine *1) Hausaufgabenheft, 2) Kalender* und *3) Merkliste* bereits verwendet werden. Noch nicht eingesetzte Bausteine werden erläutert und sollten für den Verlauf der gesamten Therapie beibehalten werden.

1) Hausaufgabenheft

Führt der Jugendliche bereits ein Hausaufgabenheft für die schulischen Angelegenheiten und hat anhand des Stundenplans einen guten Überblick über seine Schulstunden, wird er hierin bestärkt. Ist dies noch nicht etabliert, erhält er zu Beginn des Moduls den Auftrag, beides anzulegen. Um die Anforderung klar zu strukturieren, bespricht der Therapeut gemeinsam mit dem Patienten vorab, in welcher Form Termine und Aufgaben hier sinnvoll eingetragen werden können:

- In das Hausaufgabenheft werden täglich alle Hausaufgaben eintragen.
- Der Stundenplan sollte an einer gut sichtbaren Stelle an dem Arbeitsplatz angebracht sein, wo die Hausaufgaben erledigt werden. Er dient hier als Orientierung zur Vorbereitung auf den nächsten Schultag (z. B. beim Packen der Schultasche oder als Übersicht, in welchen Fächern noch Hausaufgaben oder sonstiges Lernen anstehen).

2) Kalender

In Bezug auf schulische und außerschulische Termine und sonstige Aufgaben werden nun die Erfahrungen des Jugendlichen mit dem Führen eines Kalenders und die dabei aufgetretenen Schwierigkeiten besprochen. Der Sinn des Führens eines „Zeitplan-Buches" in Form eines Kalenders ist es, Informationen an einer festen Stelle zusammenzuführen, die regelmäßig vom Jugendlichen überprüft wird. Sammelt man Informationen an verschiedenen Stellen (z. B. in Form einer losen Ansammlung von Notizzetteln, die örtlich verstreut sind in Hosentaschen, Portemonnaie, Schultasche etc.), läuft man stark Gefahr, Termine und Aufgaben zu vergessen. Um den Patienten im Umgang mit dem Kalender zu unterstützen, soll der Kalender in den folgenden Therapiesitzungen mitgebracht werden. So können auch auftretende Schwierigkeiten thematisiert und eine Lösung erarbeitet werden.

Was für ein Kalender ist sinnvoll? Bei der Art des Kalenders sollte auf die Wünsche und Vorlieben des Patienten eingegangen werden (Papierform vs. Handy), um die Bereitschaft zum kontinuierlichen Führen zu erhöhen. Möchte der Jugendliche sein Handy verwenden, überprüft er gemeinsam mit dem Therapeuten, ob die integrierte Kalenderfunktion adäquat ist. Erscheint die Kalenderfunktion des Handys nicht ausreichend, gibt es Alternativen in Form von kostenlosen Apps (z. B. „Jorte Kalender & Organizer").

Welche Einträge gehören in den Kalender? Es wird unterschieden zwischen Tages- und Wochenaufgaben: Tagesaufgaben müssen zwingend an dem jeweiligen Tag erledigt werden (z. B. Hausaufgaben für die Fächer des nächsten Tages), Wochenaufgaben sind flexibler und müssen innerhalb der entsprechenden Woche erledigt werden (z. B. Vorbereitung für ein Referat). Um die Unterscheidung von Tages- und Wochenaufgaben zu üben, kann das Beispiel auf *Arbeitsblatt A1: Tipps zur Verwendung von Kalender, Merkliste und Hausaufgabenheft* herangezogen werden:

- Feste Termine und Tagesaufgaben kommen in die Spalte für den jeweiligen Tag.
- Wochenaufgaben kommen in die Notizspalte am Rand der jeweiligen Woche.
- Termine für Schulaufgaben oder Referate werden als Erinnerungshilfe sowohl im Hausaufgabenheft als auch im Kalender eingetragen. Andere Hausaufgaben erscheinen nur im Hausaufgabenheft.

3) Merkliste

Aufgaben, die nicht innerhalb der nächsten Woche erledigt werden müssen, kommen auf eine Merkliste. Diese Liste trägt der Jugendliche idealerweise immer bei sich (z. B. auf dem Handy), so dass diese Aufgaben sofort festgehalten werden und nicht durch Ablenkung vergessen werden können – zunächst ohne den Aufwand der Priorisierung oder Passung in den Kalender. Alternativ wird die Merkliste an einem Ort sichtbar aufgehängt und regelmäßig aktualisiert (d. h. erledigte Aufgaben durchstreichen, neue Aufgaben vermerken, Übertragen anstehender Aufgaben in den Kalender).

Strategien zum Führen der drei Organisationsbausteine

Die wichtigsten Informationen zum Führen eines Kalenders und einer Merkliste sind in *Arbeitsblatt A1: Tipps zur Verwendung von Kalender, Merkliste und Hausaufgabenheft* zusammengefasst. Routine und feste Zeiten für die Planung selbst können die Gewöhnung an das unvertraute Organisationssystem erleichtern. Der Therapeut bespricht anhand von *Arbeitsblatt A2: Verwendung eines Kalenders und einer Merkliste* mit dem Jugendlichen diesen sinnvollen Schritt und vereinbart direkt

- einen Ort, an dem der Kalender immer aufbewahrt wird, damit er zuverlässig greifbar ist (Vorteil der Verwendung des Handys).
- für jeden Tag: feste Zeiten, an denen a) der Kalender kontrolliert und aktualisiert wird (z. B. beim Blick aufs Handy immer auch kurz die zu erledigenden Aufgaben checken) und b) Tagesaufgaben für den nächsten Tag gesammelt und eingetragen werden.
- für jede Woche: für die Merkliste mindestens einen festen Termin in der Woche, an dem die Aufgaben der nächsten Woche von der Merkliste als Tagesaufgaben oder als Wochenaufgabe in den Kalender übertragen werden.

Die vereinbarte Zeit zur Überprüfung des Kalenders kann auch zusätzlich auf dem Arbeitsblatt A2 in das Ziffernblatt der Uhr unten rechts eingezeichnet werden.

Auf die Sortierung von Aufgaben nach ihrer Dringlichkeit in A-, B- und C-Aufgaben wird im *Themenblock II: Prioritätensetzung* in der Therapieeinheit A2 näher eingegangen.

Zentrale Botschaft

Neben der motivierenden Erarbeitung der Vorteile des Organisationssystems nimmt der Therapeut auch Schwierigkeiten vorweg, die bei der Einführung eines derartigen Systems auftreten können, und erklärt vor diesem Hintergrund die Regeln für das Führen der verschiedenen Zeitmanagement-Elemente. Der Jugendliche sollte verstehen, warum die Entwicklung fester Gewohnheiten, wie z. B. das sofortige Festhalten von Aufgaben und Terminen im passenden Organizer, sinnvoll ist und nach der Etablierung den Alltag deutlich vereinfacht.

Es ist wichtig, sich am Tag nicht zu viel vorzunehmen und zwischen „Pflichtaufgaben" wie Lernen, Hausaufgaben oder sonstigen Terminen genügend Zeit für positive Aktivitäten einzuplanen! Eine gute Zeiteinteilung ist eine der wichtigsten Strategien zur Bewältigung und Vorbeugung von Stress (ausführliche Behandlung in *Modul E: Weniger Stress – mehr Zufriedenheit)*.

Aufgabe der Woche

Bis zur nächsten Sitzung erhält der Jugendliche den Auftrag, nach der Auswahl eines geeigneten Kalenders dort alle anstehenden Aufgaben zu notieren (Tagesaufgaben, Wochenaufgaben) sowie sich eine Merkliste (*Arbeitsblatt A4: Meine Merkliste)* und ein Hausaufgabenheft anzulegen. Auch der Stundenplan sollte erstellt und am Arbeitsplatz aufgehängt werden, falls dies noch nicht der Fall ist *(Arbeitsblatt A3: Aufgabe der Woche (Einheit 1))*.

Therapieeinheit A2	
Ziel der Einheit	Erarbeitung eines Strukturierungssystems zur Vereinfachung der Prioritätensetzung, Erlernen der Salami-Taktik zur Bewältigung komplexer Aufgabenstellungen
Inhalte	• Themenblock II: Prioritätensetzung • Themenblock III: Umgang mit komplexen Aufgabenstellungen • Aufgabe der Woche
Teilnehmer	Jugendlicher, Therapeut

Themenblock II: Prioritätensetzung

Zusätzlich zu den bereits beschriebenen Organisationsproblemen fällt es vielen ADHS-Patienten schwer, die Wichtigkeit und Dringlichkeit von Aufgaben abzuschätzen. Unsicherheit, welche aus einer Liste von Aufgaben als erstes erledigt werden müssen, führt häufig dazu, dass weniger wichtige Aufgaben abgearbeitet werden und dafür wirklich dringende Aufgaben aufgeschoben werden oder unerledigt bleiben. Die Jugendlichen erleben sich selbst als konstant beschäftigt, jedoch gleichzeitig ineffektiv und fehleranfällig. Das Selbstwirksamkeitsempfinden ist gering angesichts der Erfahrung, im Alltag eher zu reagieren, und Schadensbegrenzung zu betreiben, als tatsächliche Kontrolle zu besitzen. Daher wird mit den Jugendlichen zur Unterstützung der Fähigkeit zum Prioritätensetzen die Klassifizierung von Aufgaben in A-, B- und C-Aufgaben geübt (vgl. auch *Arbeitsblatt A1: Tipps zur Verwendung von Kalender, Merkliste und Hausaufgabenheft*).

Zunächst notieren Therapeut und Jugendlicher gemeinsam alle anstehenden Aufgaben. Im zweiten Schritt erfolgt die Unterscheidung zwischen dringenden Aufgaben und weniger dringenden Aufgaben anhand der Kriterien in Tabelle 7. Dann wird eine ABC-Prioritätenliste erstellt.

Die Bearbeitung der so vorsortierten Aufgaben erfolgt alphabetisch:

A-Aufgaben ➡ (vor) B-Aufgaben ➡ (vor) C-Aufgaben

Vermittelt werden muss die wichtige Regel:

Keine B- oder C-Aufgabe beginnen, bevor nicht die Erledigung der aktuell anstehenden A-Aufgaben sichergestellt ist!

Zentrale Botschaft

In vielen Fällen haben Patienten bei dieser Übung zunächst Schwierigkeiten, Aufgaben in dringend und weniger dringend einzuteilen, weil sie nach der perfekten Lösung suchen. Hier ist es wichtig zu betonen, dass es eine 100 %-Lösung häufig nicht gibt und es schon ein großer Erfolg ist, sich überhaupt für eine Aufgabe zu entscheiden und diese in Angriff zu nehmen.

Themenblock III: Umgang mit komplexen Aufgabenstellungen

Zusätzlich zu Organisationsproblemen fällt es ADHS-Patienten oft schwer, komplexe Aufgaben zu bewältigen. Bedingt durch die fehlende Grundfertigkeit, Aufgaben als eine Abfolge von Zwischenschritten statt als großes Ganzes wahrzunehmen, geraten sie häufig in Überforderungssituationen. Angesichts der als unüberwindlicher und unangenehmer „Berg“ empfundenen Aufgabe wird diese oft vor sich hergeschoben. Das Erleben der Aufgabe als nicht bewältigbar führt zum Erleben von Hilflosigkeit und Frustration und bedingt eine grundlegende Misserfolgserwartung bei zukünftigen Aufgaben. Je häufiger die Patienten die Erfahrung machen, Aufgaben und Anforderungen nicht gewachsen zu sein, desto stärker wird die Selbstwahrnehmung als hilflos und inkompetent internalisiert. Dies schlägt sich nieder in Selbstwertproblemen, welche wiederum das Risiko für die Entwicklung z. B. einer depressiven Erkrankung erhöhen. Weiterhin verhindert die resultierende Vermeidung von Anforderungen als dysfunktionaler Copingmechanismus die Entwicklung funktionaler Strategien und somit das Erleben von Selbstwirksamkeit bei der Bewältigung von Anforderungen. Ziel des Moduls ist es deshalb, den Patienten entsprechende Grundfertigkeiten zu vermitteln.

Tabelle 7: Kategorisierung von Tätigkeiten in A-, B- und C-Aufgaben

Aufgaben-typ	Erklärung	To-Do
A	Sehr dringende Aufgabe, die schnell erledigt werden sollte (am gleichen Tag oder spätestens am Folgetag) z. B.: Lernen der Vokabeln für die mündliche Abfrage am nächsten Tag	• Im Kalender als Tagesaufgaben in der jeweiligen Spalte des Tages vermerken und • als dringend markieren (z. B. mit einem „D" für dringend oder einer farblichen Markierung mit einem Textmarker).
B	Wichtige, aber nicht ganz dringende Aufgabe. Muss nicht sofort erledigt werden, hat jedoch auch oft Fristen, die eingehalten werden müssen. z. B. Abgabe eines Aufsatzes in der Schule	Müssen innerhalb der nächsten Woche erledigt werden: • Eintrag als Wochenaufgabe in den Kalender, • in einzelne Zwischenschritte zerlegen und diese Zwischenschritte auf die jeweiligen Tage der Woche verteilen. Müssen nicht in der nächsten Woche erledigt werden: • auf die Merkliste schreiben, • wenn sie wichtig werden/der Termin näher rückt: von der Merkliste in den Kalender übertragen. *Achtung:* Bei B-Aufgaben kann es auch sein, dass manche Zwischenschritte zeitnah und dringend bearbeitet werden müssen, während die anderen Zwischenschritte noch etwas Zeit haben. Beispiel: Vorbereitung eines gemeinsamen Referates mit einem Mitschüler 1. Zwischenschritt: Die Vereinbarung eines Termins zur gemeinsamen Vorbereitung ist dringend und sollte am selben Tag noch erledigt werden. 2. Zwischenschritt: Die Informationssammlung zum Thema kann in den nächsten Tagen erfolgen.
C	Aufgabe mit geringer Wichtigkeit (Freizeit/Spaß) z. B. neues Spiel installieren	• Auf die Merkliste schreiben. • Freie Entscheidung, ob und wann man sich Zeit für diese Aufgaben nimmt.

Die *Salami-Taktik* hilft bei der erfolgreichen Bewältigung komplexer Aufgabenstellungen durch Zerlegung der Aufgabe in geeignete kleinere Zwischenschritte *(Arbeitsblatt A5: Die Salami-Taktik)*.

Am Beispiel der Erstellung eines Referates für die Schule wird die Salami-Taktik mit dem Jugendlichen geübt *(Arbeitsblatt A6: Üben der Salami-Taktik)*. Die Aufgabe der Patienten besteht darin, sich anhand des Themas die fünf verschiedenen Schritte zu überlegen. Eine exemplarische Lösung ist in Abbildung 2 dargestellt.

Üben der Salami-Taktik

Versuche bei der folgenden Aufgabe die Salami-Taktik anzuwenden:

1. Beschreibe die Aufgabe:
Erstllung eines Referats

2. Notiere alle Zwischenschritte, die für die Erledigung der Aufgabe nötig sind:
Referat ausformulieren, Folienpräsentation vorbereiten, Hand-outs fertigstellen und ausdrucken, Bilder in die Präsentation einfügen, Informationen und Bildmaterial sammeln, Referat üben.

3. Bringe die Zwischenschritte in die richtige Reihenfolge:
- Informationen und Bildmaterial sammeln,
- Referat ausformulieren,
- Folienpräsentation vorbereiten,
- Bilder in die Präsentation einfügen,
- Hand-Outs fertigstellen und ausdrucken.
- Referat üben.

4. Überprüfe, ob du die Zwischenschritte an einem Tag erledigen kannst (sonst teile sie nochmal in kleinere Schritte auf):

5. Verteile die Zwischenschritte auf die entsprechenden Tage im Kalender, und beachte dabei den Termin, bis zu dem die Aufgabe fertig sein muss:
- Verteilen der Zwischenschritte auf die einzelnen Tage als Tagesaufgaben.
- Eintrag der Gesamtaufgabe in der Wochenspalte, bis sie erledigt ist.
- Zeitlichen Puffer eingeplant? (z. B. mit dem Referat schon zwei Tage vorher fertig werden, um Zeit zum Üben zu haben)

Abbildung 2:
Beispielhaft ausgefülltes Arbeitsblatt A6: Üben der Salami-Taktik

Aufgabe der Woche

In der kommenden Woche ist es die Aufgabe des Jugendlichen, Hausaufgabenheft, Kalender und Merkliste regelmäßig zu führen und zu beobachten, wie gut er mit der Anwendung dieser Hilfsmittel zurechtgekommen ist. Zur Vertiefung der Salami-Taktik zur Bearbeitung komplexer Aufgaben soll der Jugendliche die Anwendung dieser Strategie weiterhin anhand einer selbstgewählten konkreten Situation üben *(Arbeitsblatt A7: Aufgabe der Woche (Einheit 2))*. Mögliche Übungssituationen wären z. B.:

- Schultasche packen,
- Auswendiglernen eines Gedichts,
- Lernen für eine Schulaufgabe,
- Spieleabend mit Freunden/Geburtstagsfeier organisieren.

6.5.3 Modul B: Volle Konzentration – Kampf gegen Chaos, Ablenkbarkeit und Aufschieberitis

Therapieeinheit B1	
Ziel der Einheit	Vermittlung von Strategien zur Verbesserung der Alltags- und Selbstorganisation
Inhalte	• Themenblock I: Strategien zur besseren Selbstorganisation • Aufgabe der Woche
Teilnehmer	Jugendlicher, Therapeut

Themenblock I: Strategien zur besseren Selbstorganisation

Vielen ADHS-Patienten fällt es unter anderem deshalb schwer, sich eine realistische zeitliche Struktur anzueignen, da sie ungeplant viel Zeit damit verbringen, nach „verlegten" Dingen (z. B. Formulare, Schlüssel, Handy) zu suchen. Auch neigen sie dazu, Dinge zu sammeln, für den Fall, diese später noch brauchen zu können, was eine steigende Unübersichtlichkeit mit sich bringt. Die Strategien zur besseren Selbstorganisation haben zum Ziel, ein effizientes und übersichtliches Ordnungssystem zu etablieren, damit wichtige Unterlagen schnell gefunden werden und die Zeit für das Suchen nach verlegten Gegenständen minimiert wird. Eine Komponente dieses Systems ist z. B. das regelmäßige Aussortieren von nicht mehr benötigten Unterlagen für eine gute Übersicht.

Vor der Besprechung der konkreten Strategien werden mit dem Jugendlichen seine bisherigen Erfahrungen mit Ordnungs- und Ablagesystemen exploriert. Wie hat er z. B. bisher seine Schulsachen geordnet?

Im Anschluss beschäftigen sich Jugendlicher und Therapeut mit den potenziellen Vorteilen, die eine bessere Selbstorganisation in Form eines effizienten Ordnungs- und Ablagesystems hat.

Vorteile eines guten Ordnungssystems

- Besserer Überblick über Dokumente und Unterlagen,
- schneller Zugriff auf wichtige Unterlagen,
- weniger verlorene Zeit durch Suchen nach wichtigen Gegenständen,
- Vermeidung von Problemen wie:
  - versehentliches Wegwerfen wichtiger Unterlagen, indem man sie zuerst in einem allgemeinen Ablagefach sammelt und dann gleich richtig abheftet an einer Stelle, an der man sie auch wiederfindet,
  - versperrter Blick auf wichtige Dinge durch unnötige Papierberge,
  - Chaos und zu wenig Platz durch unsystematisches Sammeln.

Nachdem der Jugendliche für ihn zutreffende Vorteile von mehr Struktur und Ordnung identifiziert hat, bespricht der Therapeut im Anschluss mit ihm ausführlich die konkreten Strategien für eine bessere Selbstorganisation (*Arbeitsblatt B1: Tipps gegen Chaos und Vergessen*).

Vorwegnahme und Vorbesprechung möglicher Schwierigkeiten:

- Bei Jugendlichen mit ADHS, die ihre Unterlagen bisher nicht oder nur wenig geordnet haben, sind Probleme bei der selbständigen Entscheidung wahrscheinlich, welche Ordner und welche Unterteilungen innerhalb der Ordner sinnvoll sind. Hierbei ist vor allem zu Beginn die Unterstützung des Therapeuten in Form der ausführlichen und konkreten Vorbesprechung einer für diesen Jugendlichen sinnvollen thematischen Einteilung hilfreich (z. B. einen Ordner für Schulsachen mit unterschiedlichen Registern für die einzelnen Schulfächer und einen anderen Ordner für Hobbys/Freizeitaktivitäten anlegen).
- Haben sich bereits große Mengen an unsortierten Unterlagen angehäuft, wird es den Jugendlichen viel Überwindung kosten, sich diesem scheinbar unendlichen „Berg" überhaupt zu nähern. Es besteht das Risiko, dass er motiviert und mit Energie an die Aufgabe herangeht, sich aber zu viel auf einmal vorgenommen hat und mit dem Resultat (alle Unterlagen im Raum verstreut, keine Zeit mehr für Einsortieren, Unterlagen wandern wieder in die allgemeine Ablage) für seine Anstrengungen frustriert wird. Mit der Planung einer schrittweisen Sortieraktion (z. B. mit Hilfe der Anwendung der Salami-Taktik, indem jeden Tag einige Blätter sortiert und abgeheftet werden) kann dies vermieden werden. Es sollten hier ebenfalls mögliche

Schwierigkeiten wie z. B. das Aufschieben des Einsortierens thematisiert werden.
- Ordner für Schulunterlagen können unter Umständen eine zu große Herausforderung darstellen, da zunächst lose Blätter gesammelt werden, die dann später sortiert werden müssen. Sollte sich das bei dem Jugendlichen als nicht praktikabel herausstellen, dann kann statt Ordnern auch die Wiedereinführung von Schulheften sinnvoll sein (d.h. statt Schreiben auf Spiralblöcken in der Schule hin zu Schulheften, in die lose ausgeteilte Unterrichtsblätter sofort eingeklebt werden).

Aufgabe der Woche

Der Jugendliche erhält die Aufgabe, die Strategien zur Selbstorganisation anzuwenden und zu beobachten, was für ihn gut funktionier und wo er auf Schwierigkeiten stößt. Insbesondere liegt der Schwerpunkt darauf, einen festen Platz für die wichtigsten Gegenstände zu finden (Übung: diese immer dort ablegen), Ordner oder Ordnerfächer für die wichtigsten Themen anzulegen und zu beschriften (Übung: alle Unterlagen einsortieren) und ein allgemeines Ablagefach anzulegen (Übung: neu ankommende Unterlagen hier aufbewahren, bis sie in die jeweiligen Ordner oder Ordnerfächer einsortiert werden) *(Arbeitsblatt B2: Aufgabe der Woche (Einheit 1))*.

Therapieeinheit B2	
Ziel der Einheit	Vermittlung von Strategien zur Verringerung von Ablenkbarkeit sowie zum angemessenen Umgang mit Prokrastinationstendenzen
Inhalte	• Themenblock II: Strategien zur Verbesserung der Konzentrationsfähigkeit und Verringerung von Ablenkbarkeit • Themenblock III: Strategien gegen Aufschieberitis • Aufgabe der Woche
Teilnehmer	Jugendlicher, Therapeut

Themenblock II: Strategien zur Verbesserung der Konzentrationsfähigkeit und Verringerung von Ablenkbarkeit

Konzentrationsschwierigkeiten und erhöhte Ablenkbarkeit vor allem bei Tätigkeiten, die als wenig interessant eingestuft werden, gehören zu den zentralen Problemen der ADHS, woraus u. a. viele der Schwierigkeiten im Hinblick auf die schulischen Anforderungen und Leistungsprobleme entstehen.

Im ersten Schritt gewinnen Therapeut und Jugendlicher gemeinsam einen Überblick über die individuelle Ablenkbarkeit *(Arbeitsblatt B3: Ablenkbarkeit)*:
- In welchen konkreten Situationen wurden selbst Schwierigkeiten durch eine erhöhte Ablenkbarkeit erlebt? (Oft eher langweilige Situationen oder Aufgaben mit wenig Abwechslungscharakter wie z. B. Schulstunden oder Hausaufgabensituation).
- Welche Form der Ablenkung nimmt der Jugendliche in diesen Situationen bei sich wahr: Schweift er mit den Gedanken ab oder beschäftigt er sich aktiv mit anderen Dingen (z. B. in der Schule oder bei den Hausaufgaben mit dem Handy)? Wird er zusätzlich beeinträchtigt durch Störungen von außen (z. B. Unruhe im Klassenzimmer)?
- Welche Strategien hat er bisher mit welchem Erfolg eingesetzt, um sich weniger ablenken zu lassen, fokussierter bei der Sache zu bleiben und äußere Störreize auszublenden?

Aufbauend auf diesen Informationen werden konkrete Strategien zur Verminderung von Ablenkbarkeit erarbeitet. Anhand von *Arbeitsblatt B4: Strategien gegen Ablenkung* erklärt der Therapeut die einzelnen Strategien und bespricht mit dem Jugendlichen, inwieweit die Strategie als sinnvoll wahrgenommen wird und umgesetzt werden kann. Auf dem Ziffernblatt der Uhr auf dem Arbeitsblatt B4 kann der Jugendliche selbst eine Erinnerungsuhrzeit eintragen, wenn er möchte. Anschließend wird mit dem Jugendlichen gesammelt, welche individuellen Ablenkungsreize er zu Hause bei sich kennt, und die besprochenen Strategien zur Verminderung dieser einzelnen Ablenkungen werden konkretisiert *(Arbeitsblatt B5: Meine Strategien gegen Ablenkung)*.

Themenblock III: Strategien gegen Aufschieberitis

Ein großes Problem stellt für viele Patienten mit ADHS die Tendenz dar, Aufgaben immer wieder aufzuschieben. Dies trifft dabei vorrangig auf Aufgaben zu, die als anstrengend oder unangenehm empfunden werden. Es wird häufig so lange vermieden, mit der Aufgabe zu beginnen oder die Aufgabe auszuführen, bis der Druck so groß ist, dass die Aufgabe doch noch im letzten Moment vor Ablauf z. B. einer zeitlichen Frist erledigt wird. Viele Patienten berichten, dass sie vor allem unter Druck besser arbeiten können, wobei der Druck in vielen Fällen auch als belastend erlebt wird. Oft werden die unangenehmen Aufgaben jedoch immer wieder aufgeschoben und am Ende gar nicht mehr erledigt.

Gründe für das häufige Aufschieben von Aufgaben können Probleme in der Selbststeuerung sein, d.h., dass es den Patienten sehr schwerfällt, die Ausführung von Aufgaben überlegt zu planen und schrittweise umzusetzen. Weiterhin können dahinter auch Ängste stehen, zu versagen, von anderen kritisiert zu werden oder den eigenen hohen Erwartungen nicht gerecht werden zu können.

Im ersten Schritt arbeitet der Therapeut an der Schaffung von Problembewusstsein. Mit dem Jugendlichen werden seine Erfahrungen im Hinblick auf Aufschiebe- und Vermeidungsverhalten besprochen. In welchen Bereichen hat dieses Verhalten schon zu Problemen geführt, z. B. Ärger in der Schule wegen nicht erledigter Hausaufgaben?

Anhand einer *Pro-und-Kontra-Liste* (vgl. Tab. 8) lassen sich die Konsequenzen und daraus resultierend die Vor- und Nachteile gut erarbeiten. Vor allem kurzfristig besitzt das Aufschieben von Aufgaben (Prokrastination) bedeutende Vorteile. Die langfristigen negativen Auswirkungen sind in der Akutsituation wenig verhaltensrelevant. Um diesen deutlich überwiegenden langfristigen Konsequenzen doch Bedeutung im Alltag zu verschaffen, werden zunächst gemeinsam individuelle Vorteile des Aufschiebens bei dem Jugendlichen identifiziert und diesen die gemeinsam gesammelten negativen Auswirkungen gegenübergestellt. Nachdem beide Seiten des Verhaltens (nach Safren et al., 2005) bewusstgeworden sind, kann eine anschließende Bewertung der Wichtigkeit der jeweiligen Punkte dem Jugendlichen dabei helfen, Motivation für den aversiven Verzicht auf intrinsisch motivierende angenehme Dinge zu Gunsten von zunächst extrinsisch motivierten Pflichten aufzubauen *(Arbeitsblatt B6: Vor- und Nachteile des Aufschiebens von Aufgaben)*.

Tabelle 8: Pro und Kontra des Vermeidungs- und Prokrastinationsverhaltens (nach Safren et al., 2005)

Pro **Kurzfristige Vorteile**	**Kontra** **Langfristige Nachteile**
• Vermeidung negativer Gefühle: – Ängste, zu versagen und eigenen Erwartungen nicht gerecht werden zu können, – Angst davor, von anderen kritisiert zu werden, – Angst vor den Anstrengungen, die mit der Erledigung einer Aufgabe verbunden sind, – Gefühl der Überforderung bei komplexen und schwierigen Aufgaben. • Die Erfahrung, dass bei konsequentem Aufschieben unangenehme Aufgaben und Pflichten von anderen übernommen werden: Durch diese negative Verstärkung des Problemverhaltens kommt es zu einer Erhöhung der Auftretenswahrscheinlichkeit. (Beispiel: Patient kommt Aufforderung der Eltern nicht nach, die Schulsachen für den nächsten Tag zu packen, Elternteil übernimmt die Aufgabe und verstärkt so das Vermeidungsverhalten des Patienten.) • Gewinn von Zeit für angenehme Tätigkeiten: Vor dem Hintergrund der ADHS-typischen Schwierigkeiten mit Belohnungsaufschub fällt es sehr schwer und ist mit großen Anstrengungen verbunden, auf kurzfristig erreichbare Belohnungen und positive Aktivitäten (Computer, Freunde treffen, Musik hören etc.) zu verzichten, um langfristig negative Konsequenzen (Konflikte wegen unerledigter Aufgaben) zu vermeiden.	• Negative Gefühle: – Stress, Anspannung und Besorgnis bei Näherrücken der Deadline, – Selbsterleben als inkompetent, Begründung bzw. Verstärkung und Chronifizierung eines negativen Selbstbildes. • Negative Wahrnehmung durch andere Menschen: – Verärgerung, wenn andere auf eigene Vorarbeit angewiesen sind, – Einschätzung als unzuverlässig (weiterführende Konsequenz: Klassenkameraden/Kollegen werden in Zukunft lieber mit jemand anderem zusammenarbeiten). • Qualität der Arbeit: – oberflächliche Bearbeitung, Flüchtigkeitsfehler durch Zeitdruck (weiterführende Konsequenz: schlechte Note), – Vernachlässigung anderer Aufgaben durch alleinigen Fokus auf aufgeschobener Aufgabe, – Gefahr, Frist zu versäumen (weiterführende Konsequenz: Wiederholung des Kurses, drückt Note in dem Fach nach unten).

Es folgt die Erarbeitung von Strategien gegen Aufschiebetendenzen. Nachdem mit Hilfe der Pro-und-Kontra-Liste sowohl Therapeut als auch Patient einen Überblick über motivierende und lähmende bzw. behindernde Faktoren für das sofortige Erledigen von Aufgaben erhalten haben, wird das systematische Vorgehen gegen die Prokrastinationsneigung vorgestellt und mit einer eigenen Beispielsituation *(Arbeitsblatt B7: Strategien gegen das Aufschieben)* durchgesprochen. Dieses systematische Vorgehen beinhaltet Elemente wie Organisationshilfen zur Strukturierung des Alltags (Kalender, Aufgabenheft, Merkliste) und zur Bearbeitung komplexer Aufgaben (Salami-Taktik). Sofern *Modul A* mit dem Patienten bearbeitet wurde, sind diese Elemente zum Teil bekannt. Wurde dieses Modul nicht gewählt, finden sich an dieser Stelle des Manuals Informationen zu den Strategien, die an dieser Stelle zur Erläuterung herangezogen werden können.

Ein wichtiger Aspekt ist das Setzen neuer Verstärker zur Kompensation des Wegfalls kurzfristiger Verstärkung, welche durch das Aufschieben selbst bedingt war (s. Pro-Argumente in Tab. 8). Nach der erfolgreichen Bearbeitung einer Aufgabe ist zusätzlich zu dem Erfolgserlebnis eine Belohnung sinnvoll, um das anstrengende Ankämpfen gegen den „inneren Schweinehund" positiv zu besetzen und für die Zukunft zu motivieren. Die Jugendlichen werden daher ermutigt, sich für die Zeit nach der Erledigung der Aufgabe eine Belohnung zu überlegen, auf die sie sich freuen (z. B. eine Folge der Lieblingsserie schauen).

Aufgabe der Woche

Der Jugendliche erhält die Wochenaufgabe, seinen Arbeitsplatz zu Hause nach den besprochenen Regeln so zu gestalten, dass Ablenkungen und Störungen minimiert sind *(Arbeitsblatt B8: Aufgabe der Woche (Einheit 2))*. Weiterhin sucht er sich aus den übrigen Strategien gegen Ablenkung *(Arbeitsblatt B4: Strategien gegen Ablenkung)* und Aufschieberitis *(Arbeitsblatt B7: Strategien gegen das Aufschieben)* mindestens zwei aus, die er in der kommenden Woche testen möchte (z. B. Wecker als Erinnerungshilfe, Markieren kritischer Gegenstände mit Klebepunkten, Belohnungen nach erfolgreicher Bewältigung).

6.5.4 Modul C: Think Positive – Die Macht der positiven Gedanken

Ziel des Moduls	Ziel des Moduls ist das Erlernen angemessener Strategien im Umgang mit negativen Gedanken sowie das Einüben alternativen funktionalen Denkens.

Therapieeinheit C1	
Ziel der Einheit	Vermittlung von Verständnis für den Zusammenhang „Gedanken – Gefühle – Verhalten", Sensibilisierung für eigene negative Gedanken
Inhalte	• Themenblock I: Psychoedukation zum Thema negative Gedanken • Themenblock II: Identifikation negativer Gedanken mit Hilfe eines Gedankenprotokolls • Aufgabe der Woche
Teilnehmer	Jugendlicher, Therapeut

Themenblock I: Psychoedukation zum Thema negative Gedanken

Im diesem Themenblock geht es zunächst darum, zu vermitteln, was man unter negativen Gedanken versteht, wie diese Gedanken entstehen und welche Auswirkungen sowohl positive als auch negative Bewertungen bzw. Gedanken auf Gefühle und Verhalten haben. Es wird thematisiert, wie davon die Bewältigung bestimmter Situationen beeinflusst wird, und dazu angeleitet, diese Gedanken zu protokollieren.

Der Therapeut bespricht die folgenden Punkte mit dem Jugendlichen.

1) Was sind negative Gedanken?

Der Therapeut definiert zunächst, was im Kontext der Therapie unter negativen Gedanken zu verstehen ist: Gedanken, die einen runterziehen. Gedanken wie „Das schaffe ich nicht!", „Ich bin zu dumm dafür!", „Bei mir klappt doch eh nie was!". Gedanken, die einem einreden: Du musst es gar nicht erst versuchen, das kannst du nicht. Je öfter man solche Gedanken schon hatte und je öfter auch wirklich Dinge schiefgegangen sind, desto mehr glaubt man an die Gedanken und denkt sie haben Recht. Dann traut man sich irgendwann gar nichts mehr zu. Und wenn man nichts mehr ausprobiert, dann kann man keine Erfolgserlebnisse haben, die einem zeigen, dass doch Dinge funktionieren und man etwas kann. Das ist das Teuflische daran: Die Gedanken sorgen dafür, dass man keine anderen Erfahrungen mehr macht, die zeigen, dass die Gedanken selbst falsch sind. Die Gedanken sind wie ein Stein, der einem am Bein hängt und einen zurückhält. Aufgaben erscheinen noch viel schwerer, als sie sind, und man hat kein Vertrauen in seine eigenen Fähigkeiten. Positive Gedanken dagegen können einem helfen. Wenn man statt diesen negativen Dingen etwas denkt wie „Wird schon nicht schiefgehn!", „Ach, bis jetzt hat doch immer alles geklappt." oder „Ich krieg das hin!", dann fällt es viel leichter, an eine neue Aufgabe heranzugehen, weil man glaubt, sie bewältigen zu können.

Typische Eigenschaften der negativen Gedanken:

- Sie treten in bestimmten Situationen so schnell auf, dass sie oft gar nicht bewusst sind.
- Sie führen dazu, dass man entmutigt wird, und erschweren so das Erreichen von Zielen.

Der Therapeut fragt den Jugendlichen nach seinen eigenen Erfahrungen. Kennt er solche Gedanken, die einem das Leben schwermachen?

2) Wo kommen diese Gedanken her?

Anhand des kognitiv-verhaltenstherapeutischen Modells (Safren et al., 2005) kann mit dem Jugendlichen die Entstehung der automatischen negativen Gedankenmuster besprochen werden (vgl. *Arbeitsblatt C1: Kognitiv-verhaltensorientiertes Modell bei ADHS* bzw. Abb. 3):

Durch die ADHS-Symptomatik (1) und deren Folgen in Bezug auf die Lerngeschichte (2) entstehen dysfunktionale Gedankenmuster („Denkfehler") (3) in Form von oft nicht bewussten Grundannahmen und Erwartungen (z. B. Misserfolgserwartung, Selbstwertprobleme) sowie automatischen negativen Gedanken in kritischen Situationen. Diese dysfunktionalen Denkmuster erzeugen wiederum negative Zustände wie Hilflosigkeit, depressive Stimmung, Frustration oder Ängste (4). Durch den Mangel an Strategien im Umgang mit diesen Schwierigkeiten versuchen die Patienten, Misserfolge zu vermeiden, indem sie kritische Situationen umgehen (5). Die Funktionsbeeinträchtigungen durch die ADHS-Symptome (in der Schule, zu Hause, im Kontakt mit Gleichaltrigen) können dadurch nicht vermindert werden, sondern bleiben unverändert (6). Außerdem führt diese Misserfolgser-

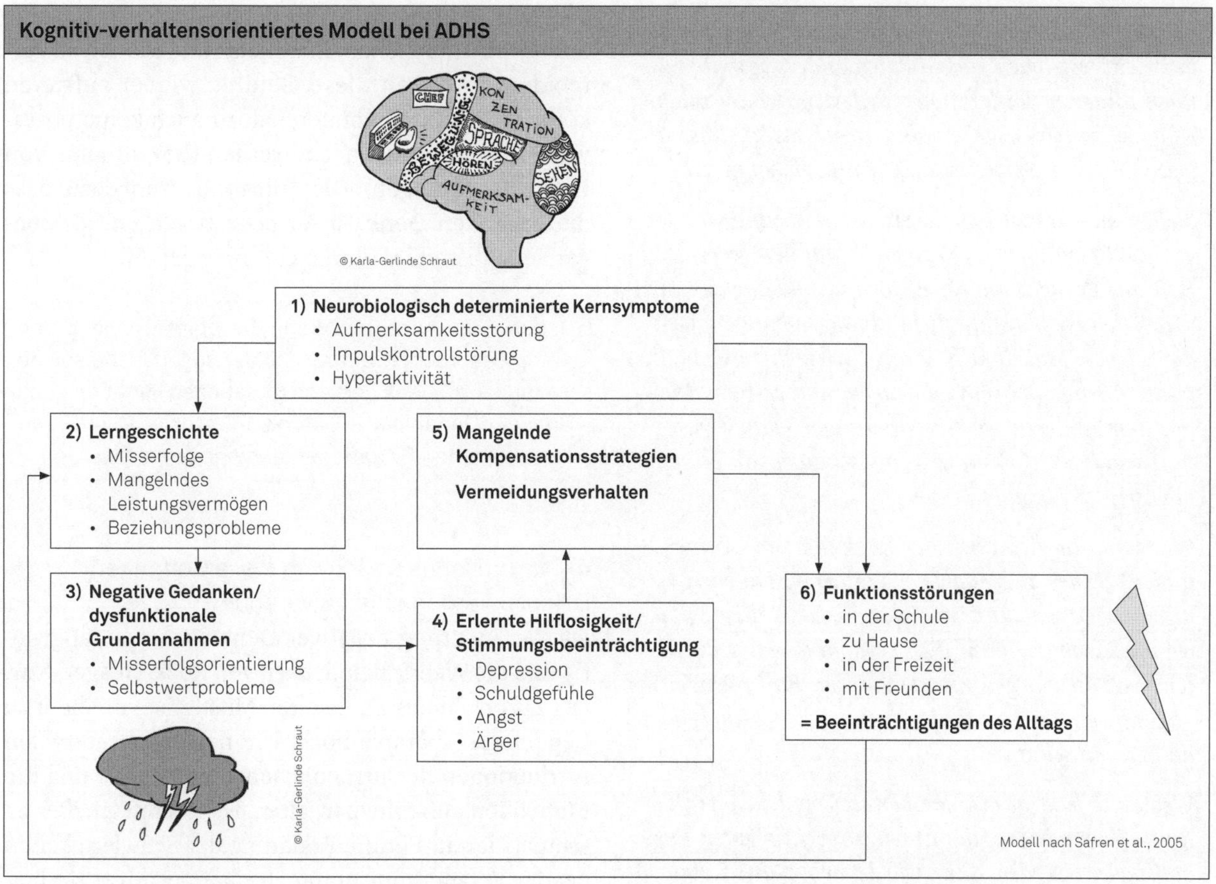

Abbildung 3: Kognitiv-verhaltensorientiertes Modell bei ADHS (nach Safren et al., 2005; vgl. Arbeitsblatt C1)

wartung im Verlauf zu einem negativen Selbstbild und erhöht das Risiko z. B. für die Entwicklung von depressiven Verstimmungen, Ängsten oder Suchterkrankungen.

Bei der Besprechung des Modells mit dem Jugendlichen wird auf seine ADHS-Symptome und die von ihm in den Basiseinheiten 1 und 2 genannten Problembereiche konkret Bezug genommen.

3) Der Zusammenhang zwischen Gedanken, Gefühlen und Verhalten

Die Wirkung von negativen Denkmustern lässt sich gut mit einer Geschichte verdeutlichen, die nach dem Vorlesen durch den Therapeuten besprochen wird (modifiziert nach Safren et al., 2005). Sie kann dabei unterstützen, in Zukunft besser zu erkennen, ob ein Gedanke positiv und ermutigend (funktionales Denken bzw. hilfreicher Gedanke) oder negativ und entmutigend ist (negativer Gedanke bzw. basierend auf Denkfehler):

Stell dir vor, du bist ein Spieler auf einem Fußballfeld. Du spielst in der Verteidigung und deine Aufgabe ist es, den Stürmern den Ball rechtzeitig abzunehmen und wieder den eigenen Spielern zuzuspielen. Jetzt stell dir folgende Spielsituation vor: Ein Spieler der Gegenseite läuft mit dem Ball auf dich und damit auf das Tor deiner Mannschaft zu. Er ist geradewegs auf dem Weg, ein Tor zu schießen. Du läufst auf den Spieler zu und versuchst, ihm den Ball wegzuschießen. Du triffst jedoch den Ball nicht, sondern läufst ins Leere. Der Gegenspieler ist mittlerweile mit dem Ball an dir vorbeigerannt und schießt ein Tor.

Es gibt jetzt zwei Möglichkeiten, wie ein Trainer, der am Spielfeldrand steht, auf diese Situation reagieren kann:

Nennen wir den ersten Trainer „Trainer A". Dieser Trainer steht am Spielfeldrand und schreit dich an: „Wie konnte das passieren? Diesen Ball hätte doch sogar ein Vollidiot abfangen können. Wenn du so einen Ball nicht abfangen kannst, dann hast du auf dem Spielfeld nichts verloren! Das war einfach nur so was von grottenschlecht, da fällt mir gar nichts mehr dazu ein!"

Wie wird es dir nach so einer Abreibung gehen? Wenn es dir so gehen würde wie mir, dann würdest du wahrscheinlich unsicher und angespannt auf dem Spielfeld stehen und hoffen, dass kein Ball mehr in deine Richtung geschossen wird. Wenn doch, wärst du vielleicht so nervös, dass du den Ball wieder nicht treffen würdest. Nach dem Spiel würden deine Eltern bei dir vielleicht feststellen, dass du dich anders verhältst als nach anderen Spielen: Du würdest mit hängendem Kopf nach Hause gehen und sogar sagen, dass du beim nächsten Spiel nicht mehr mitspielen möchtest.

Stellen wir uns nun dieselbe Situation vor und schauen uns die Reaktion von „Trainer B" auf den verpassten Ball an. Er steht am Spielfeldrand und sagt zu dir: „Hey, den Ball hast du nicht abfangen können. Denk das nächste Mal einfach daran, dich rechtzeitig in die richtige Schussposition zu bringen und erst ein Stück mit dem anderen Spieler mitzulaufen, dann wird es funktionieren. Komm, lass uns schauen, ob es beim nächsten Mal klappt."

Wie wirst du dich nach der Reaktion von Trainer B fühlen? Sicher anders als bei Trainer A: Du wirst weniger nervös sein, und wenn das nächste Mal ein Spieler mit einem Ball auf dich zukommt, wirst du wissen, was du machen musst, um den Ball rechtzeitig abzufangen. Du hast dadurch eine gute Chance, dass du es dann schaffst.

Wenn wir jetzt auswählen könnten, welchen Trainer wir wählen würden, damit wir zu richtig guten Fußballspielern werden, dann würden wir wahrscheinlich Trainer B wählen. Denn bei Trainer B haben wir das Gefühl, dass er hilfreiche Tipps gibt, vor allem aber haben wir das Gefühl, dass er uns Spaß an dem Spiel vermittelt und uns ermutigt.

Während für uns völlig klar ist, dass wir beim Spiel Trainer B wählen würden, nehmen wir kaum wahr, dass wir als eigenen inneren Trainer häufig unbewusst einen Trainertyp A wählen. Denk dabei nur mal an Gedanken wie: „Warum ist mir das wieder passiert?" „Ich bin so dumm, das war ja klar, dass ich das nicht hinkriege". Das sind ganz typische „Trainer-A-Gedanken". Diese führen dazu, dass man sich entmutigt, verunsichert und enttäuscht fühlt. Und diese Gedanken werden kaum dazu führen, dass wir in Zukunft Situationen besser bewältigen können.

Versuche in der kommenden Woche immer wieder in dich hineinzuhören, welchen inneren Trainer du bei dir hörst. Und wenn du Trainer A hörst, dann denke an die Geschichte und versuche, ob es dir gelingt, deinen inneren Trainer A durch einen Trainer B zu ersetzen.

Der Therapeut fasst den allgemeinen Zusammenhang anhand einer Zeichnung des Dreiecks „Gedanken – Gefühlen – Verhalten" zusammen: Negative Gedanken bestimmen nicht nur die Einschätzung einer Situation, sondern beeinflussen das emotionale Erleben und die Verhaltensreaktionen. Negative Gedanken führen zu negativen Gefühlen (z. B. Inkompetenz, Hilflosigkeit, Frustration). Wer häufig derartige Gefühle erlebt, wird versuchen, in Zukunft Situationen zu vermeiden, in denen diese Gefühle wieder auftreten könnten. Dadurch können jedoch auch keine positiven Erfahrungen gemacht werden (Bewältigung von Herausforderungen). Dies führt wiederum dazu, dass die negativen Denkmuster persistieren und das negative Selbstbild dadurch chronifiziert.

Optional: Im Anschluss kann als Übertragung in den Alltag besprochen werden, ob der Jugendliche solche Gedanken z. B. aus anderen Situationen kennt und das Dreieck „Gedanken – Gefühle – Verhalten" kann mit verschiedenen Situationen durchgegangen werden.

4) Warum ist es so schwer, diese Gedanken loszuwerden oder zu verändern?

Die Veränderung negativer Denkmuster ist langwierig und die Wahrscheinlichkeit von Rückschlägen bzw. des Zurückfallens in die alten Muster ist vor allem zu Beginn der Therapie hoch. Um negativen internalen Attributionen der Jugendlichen vorzubeugen und die Motivation aufrechtzuerhalten, ist es sinnvoll, dies zu thematisieren. Für die Erklärung der Schwierigkeiten bei der Veränderung automatischer negativer Gedanken vermittelt die Metapher vom Trampelpfad und der Autobahn einen anschaulichen Eindruck:

Die negativen Gedanken sind wie eine Autobahn im Gehirn: viel benutzt, gut eingefahren, schnell, automatisch und immer bereit. Die positiven Gedanken, die hier geübt werden, sind wie ein Trampelpfad: noch frisch und nicht viel benutzt und deshalb der langsame Weg (weil man bewusst an sie denken muss). Es ist anstrengend, sie auszubauen und den Pfad breiter zu machen. Im richtigen Leben nimmt man, wenn man es eilig hat (d. h. im Stress ist), die Autobahn und nicht den Trampelpfad. Wenn man im Stress ist, bedeutet das im Falle des Gehirns, unter Stress nimmt es automatisch die „alten" viel benutzten negativen Gedanken, anstatt sich auf die ungewohnten neuen positiven Gedanken zu verlassen (wenn das Gehirn sie überhaupt spontan parat hat).

Aber das ist ein gutes Übungsfeld: Vor allem in Stresssituationen kommen viele negative Gedanken, und gerade hier kann man gut üben, diese zu identifizieren, funktionales Denken anzuwenden und negative Gedankenmuster dadurch zu reduzieren. Im Laufe der Zeit laufen auch die funktionalen Gedankenmuster zunehmend automatisiert ab und verdrängen die dysfunktionalen Gedanken damit langsam. Dadurch werden kritische Situationen als weniger negativ bewertet und besser bewältigt.

Themenblock II: Identifikation negativer Gedanken mit Hilfe eines Gedankenprotokolls

Um automatische Gedanken zu verändern, muss man sie zuerst gut kennen und Experte für die eigenen Denkmuster werden. Anhand eines Gedankenprotokolls kann der Jugendliche lernen, automatische Gedanken zu erkennen.

Zur Einführung dieser Technik bittet der Therapeut den Jugendlichen, sich an eine Situation oder Aufgabe zu erinnern, die er in der letzten Zeit als schwierig oder unangenehm empfunden hat (z. B. Erledigen von Hausaufgaben, Lernen für Schulaufgaben, Konfliktsituation mit Freunden). In Bezug auf diese konkrete Situation werden gemeinsam mit dem Jugendlichen seine automatischen negativen Gedanken gesammelt und besprochen, welche Auswirkungen diese Gedanken auf das Erreichen des Ziels haben *(Arbeitsblatt C2: Informationen zu negativen Gedanken)*. Bei der Anwendung eines Gedankenprotokolls *(Arbeitsblatt C3: Das Gedankenprotokoll)* verwendet der Jugendliche drei Spalten zu Situationsmerkmalen, automatischen Gedanken und Gefühlen sowie deren Intensität.

Tipp:

Die Unterscheidung zwischen Gedanken und Gefühlen wird für die Jugendlichen zunächst schwierig sein. Diese Unterscheidung lässt sich veranschaulichen, indem man Gedanken definiert als konkrete Inhalte (Worte, Sätze), welche einem in der jeweiligen Situation spontan durch den Kopf gehen.

Ein Beispiel für ein Gedankenprotokoll zur Verdeutlichung des Zusammenhangs zwischen Gedanken, Gefühlen, Verhalten und den daraus resultierenden Konsequenzen ist exemplarisch unten auf dem *Arbeitsblatt C2: Informationen zu negativen Gedanken* dargestellt. Beim Besprechen des Beispiels sollte insbesondere auf die Verhaltensebene und die Konsequenzen eingegangen werden.

Zentrale Botschaft

Bei der Entstehung der automatischen negativen Gedanken spielen häufig lange andauernde Lernprozesse und frühere Misserfolgserfahrungen eine große Rolle, aus denen sich im Laufe der Zeit bestimmte negative Grundannahmen herausgebildet haben. Die dysfunktionalen Gedanken, die in aktuellen Situationen auftauchen, sind dabei als konkreter Ausdruck bereits vorbestehender negativer Grundannahmen zu sehen. Das Auftreten negativer Gedanken ist häufig nicht bewusst, da diese Denkabläufe unbewusst und automatisiert stattfinden. Eine Veränderung dieser unbewussten und automatisierten Abläufe braucht sehr viel Zeit. Darauf muss der Jugendliche vorbereitet sein, es darf nicht als Misserfolg verbucht werden, wenn trotz Bemühungen noch negative Gedanken auftauchen.

Aufgabe der Woche

Als Aufgabe für die kommende Woche hält der Jugendliche für zwei Situationen seine Gedanken in einem dreispaltigen Gedankenprotokoll fest *(Arbeitsblatt C4: Aufgabe der Woche (Einheit 1)* und *Arbeitsblatt C3: Das Gedankenprotokoll)*.

Therapieeinheit C2	
Ziel der Einheit	Bearbeitung konkreter negativer Gedanken; Einüben hilfreichen, funktionalen Denkens
Inhalte	• Themenblock III: Klassifikation negativer Gedanken und Einüben funktionalen Denkens • Aufgabe der Woche
Teilnehmer	Jugendlicher, Therapeut

Themenblock III: Klassifikation negativer Gedanken und Einüben funktionalen Denkens

Im ersten Teil des Moduls wurde psychoedukativ erarbeitet, auf welche Weise sich negative Gedanken auf Emotionen und Verhalten auswirken, und die Jugendlichen besitzen nun ein grundlegendes Verständnis der Natur dieser negativen Gedanken. Der zweite Teil des Moduls ist der weiterführenden Systematisierung dieser negativen Gedanken sowie der Identifizierung individuell stimmiger funktionaler Alternativgedanken gewidmet.

Zunächst stellt der Therapeut anhand von *Arbeitsblatt C5: Die verschiedenen Arten von Denkfehlern* (vgl. Abb. 4) die Kategorien von Denkfehlern (modifiziert nach Beck, Rush, Shaw & Emery, 1981) vor, erklärt die Gemeinsamkeiten der hier einzuordnenden Gedanken

Die verschiedenen Arten von Denkfehlern			
Denkfehler	**Erklärung**	**Beispiel**	**Strategien und Alternativgedanken**
Schwarz-Weiß-Denken	Denken nur in Extremen „Alles-oder-nichts-Denken" Einteilung der Welt in 2 Kategorien: *sehr gut* oder *sehr schlecht* Es fehlen Zwischenabstufungen bzw. Grautöne wie z. B. „Es lief nicht wirklich sehr gut, aber auch nicht ganz schlecht."	„Ich muss alles perfekt machen." „Ich darf mir keinen Fehler erlauben." „Ich muss das alles gleich heute schaffen." „Wenn ich das heute nicht erledige, ist mein Chef total sauer."	*Strategien* → Realistisch hinterfragen: Kann man ohne Fehler zu machen durch's Leben kommen? → Reduzierung des eigenen hohen Anspruchs → Sowohl-als-auch-Denken *Alternativgedanken* → „Jeder darf auch mal Fehler machen." → „Nobody is perfect." → „Ich werde mir alles gut einteilen, dann muss ich nicht alles auf einmal machen."
Personalisierung	Bestimmte Ereignisse werden ohne Grund auf einen selbst bezogen. oder Man gibt sich selbst gleich die Schuld für etwas.	„Die beiden da lachen bestimmt über mich, weil sie mich komisch finden." „Mein Mathelehrer hat mich heute im Unterricht schon zweimal aufgerufen, er hat es bestimmt auf mich abgesehen."	*Strategien* → Mögliche alternative Erklärungen suchen: Was könnte noch zu dem Ereignis geführt haben? Warum verhalten sich die anderen dir gegenüber so? *Alternativgedanken* → „Vielleicht haben die beiden gerade etwas Lustiges gehört und lachen deswegen. Das muss ja gar nichts mit mir zu tun haben." → „Vielleicht ist der Lehrer heute einfach nur schlecht drauf, das hat gar nichts mit mir zu tun. Er war ja zu den anderen auch nicht wirklich so freundlich."
Etikettierung	Tendenz, sich selbst oder anderen aufgrund von einzelnen Erlebnissen ein (negatives) Etikett zu verpassen.	Schlechte Note → „Ich bin der totale Loser." Jemand ist unfreundlich zu einem: → „Ich bin das totale Opfer.", „Der Typ ist der totale Vollpfosten."	*Strategien* → Etikettierung identifizieren und ersetzen → Eigene Stärken bewusst machen *Alternativgedanken* → „Nur weil ein paar Sachen nicht geklappt haben, bin ich noch lange kein Loser." → „Es ist ganz normal, dass auch mal Dinge nicht klappen, das ist bei anderen auch so."
Wahrsagerei und Gedankenlesen	Überzeugung zu wissen, wie etwas ausgeht oder was passieren wird. Davon ausgehen zu wissen, was andere denken, ohne dies zu überprüfen oder zu hinterfragen.	„Die Feier heute Abend wird bestimmt keinen Spaß machen, es lohnt sich gar nicht hinzugehen." Du unterhältst dich mit jemand, der irgendwann kurz den Augenkontakt abbricht und gähnt. Schlussfolgerung: „Er findet mich total langweilig!"	*Strategien* → Deutlich machen, dass auch andere Ausgänge als die vermuteten möglich sind. → An der Realität prüfen, ob es genau wie erwartet ausgeht. *Alternativgedanken* → „Ich könnte es ja mal ausprobieren und trotzdem hingehen, vielleicht wird es ja doch ganz nett." → „Vielleicht hat er nicht gut geschlafen oder hat gestern spät noch etwas unternommen und ist deshalb heute müde."

Abbildung 4: Kategorien dysfunktionalen Denkens, Strategien und Beispiele für die die Formulierung hilfreicher Alternativgedanken (vgl. Arbeitsblatt C5)

und benennt Beispiele. Die letzte Spalte mit den funktionalen Alternativgedanken wird zunächst abgedeckt. Es können hier auch eigenen Beispiele des Jugendlichen herangezogen werden. Die Einordnung des negativen Denkens in Kategorien macht diese greifbar und dient vor allem dem Verständnis der Dysfunktionalität. Der Jugendliche erhält *Arbeitsblatt C5: Die verschiedenen Arten von Denkfehlern* als Übersicht für seine Arbeitsmappe.

Sind die Kategorien negativer Gedanken eingeführt, werden für die erste Übung die Gedankenprotokolle herangezogen, welche in der letzten Einheit bzw. als Aufgabe der Woche zur aktuellen Sitzung ausgefüllt wurden *(Arbeitsblatt C3: Das Gedankenprotokoll)*. Der Jugendliche ordnet mit Unterstützung des Therapeuten die Gedanken einer Kategorie zu und notiert diese hinter dem betreffenden Gedanken.

Ist dem Jugendlichen die Zuordnung zu den Kategorien gelungen, erklärt der Therapeut, dass es für jede Art von Denkfehlern eine passende Strategie gibt, wie man diesen entgegenwirken und sie über die Zeit abschwächen kann. In der letzten Spalte von *Arbeitsblatt C5: Die verschiedenen Arten von Denkfehlern* sind zu jeder Kategorie dysfunktionalen Denkens entsprechende Strategien sowie Beispiele für hilfreiche Alternativgedanken aufgeführt. Diese werden gemeinsam erarbeitet. Zur Orientierung kann der Jugendliche sich bestimmter Leitfragen bedienen *(Arbeitsblatt C6: Tipps für das Finden hilfreicher Gedanken)*:

Die verschiedenen Arten von Denkfehlern			
Denkfehler	**Erklärung**	**Beispiel**	**Strategien und Alternativgedanken**
Überbewertung einer Einzelinformation	Eine Einzelinformation wird überwertet, andere Informationen werden dabei vernachlässigt oder ganz ausgeblendet.	„Er hat heute nicht Hallo zu mir gesagt, ich wusste es doch, dass er mich nicht leiden kann." „Die gehen heute ohne mich zum Bowling/zum Einkaufen, die haben mich als Freund abgeschrieben!" Du bist genervt. Als du los zu deinem Freund willst, siehst du, dass dein Fahrrad einen platten Reifen hat. Du denkst dir: „Immer passiert mir so ein Mist! Nie kann was einfach nur gut laufen, immer ist irgendwas!"	*Strategien* → Alternative Informationen heranziehen → Gesamtzusammenhang der Situation sehen *Alternativgedanken* → „Vielleicht hat er mich nicht gesehen, oder er ist einfach nur schlecht drauf. Das muss doch noch gar nichts heißen." → „Habe ich neulich nicht gesagt, ich hasse Bowling/mich nervt einkaufen/ich fahre an dem Tag vielleicht zu meiner Oma?" → „Ist es wirklich so, dass bei mir nie was klappt?" → „Bin ich der einzige, der Probleme mit dem Fahrrad hat, oder geht das anderen vielleicht in genau dem Moment genauso?"
Muss-Denken	Sich selbst unter Druck setzen durch Aussagen wie: • „man muss" • „man darf nicht" • „man sollte" • „man sollte nicht"	„Man darf keine Schwäche zeigen, sonst wird man fertig gemacht." „Man muss sich zusammenreißen, darf seine Gefühle nicht zeigen." „Ich muss das perfekt machen."	*Strategien* → Eigene Erwartungen herunterschrauben *Alternativgedanken* → „Jeder darf auch mal Schwäche zeigen, das ist ganz normal." → „Man darf Gefühle zeigen, dann können andere einen auch leichter verstehen." → „Ich werde mein Bestes geben und dann einfach mal schauen, was rauskommt."
Katastrophisieren	Ausmalen des schlimmsten möglichen Ausgangs eines Ereignisses, Worst-Case-Denken Aus Maulwurfhügeln werden Berge.	„Wenn ich jetzt durch die Matheschulaufgabe durchfalle, dann ist meine Schullaufbahn gelaufen und ich kriege nie einen Studienplatz oder eine Ausbildungsstelle!"	*Strategien* → Entkatastrophisieren und eine realistische Bewertung der Situation finden → Gedanken ins richtige Licht rücken, weniger erschreckende Erklärungen in Betracht ziehen *Alternativgedanken* → „Es ist nur eine Schulaufgabe, das Schuljahr ist ja noch so lang, da fällt eine schlechte Note doch gar nicht so ins Gewicht." → „Ich habe mein Bestes gegeben, jetzt warte ich mal ab, vielleicht ist es ja gar nicht so schlecht gelaufen." → „Ich werde sonst einfach versuchen, mich bei der nächsten Arbeit zu verbessern." → „Bei einer Ausbildungsstelle zählen doch nicht nur die Noten, sondern auch ganz andere Sachen, z. B. wie engagiert jemand ist."
Emotionale Beweisführung	Man denkt, dass ein bestimmter negativer Gedanke auf jeden Fall wahr sein muss, weil man bei dem Gedanken gleichzeitig auch ein schlechtes Gefühl hat. „Ich fühle es so, also muss es wahr sein."	„Ich fühle mich wie ein Versager, also bin ich einer." „Ich habe Angst, also ist die Situation, in der ich mich befinde, gefährlich."	*Strategien* → Bewusst machen: Gefühle sind vorübergehend, sie sind individuelle Empfindungen und keine Tatsachen → Wie würde ich die Situation einschätzen, wenn ich ruhiger wäre? → Schlussfolgerungen überdenken, wenn das Gefühl abgeklungen ist. *Alternativgedanken* → „Nur weil jetzt was nicht geklappt hat und ich mich frustriert fühle, heißt das noch nicht, dass ich gleich ein Versager bin." → „Im Moment fühle ich mich hilflos, aber ich kann etwas dagegen tun, indem ich mir ganz in Ruhe überlege, wie ich mein Problem schrittweise lösen kann."

Abbildung 4: Fortsetzung

Sorgt dieser Gedanke dafür, dass es mir besser geht oder ich meine Aufgabe besser lösen kann?

Wenn der Gedanke, den ich gerade habe, nicht hilfreich ist, welcher Gedanke würde mir dann mehr helfen?

Warum führt der negative Gedanke dazu, dass ich mich schlecht fühle/frustriert bin?

Was würde ein guter Freund/eine gute Freundin in so einer Situation zu mir sagen?

Als nächster Schritt wird der gezielte Einsatz funktionaler Alternativgedanken geübt. Unter Verwendung von *Arbeitsblatt C7: Meine Mut-Gedanken* wird das Führen eines fünfspaltigen Gedankenprotokolls erklärt. Die erste Spalte enthält die Beschreibung der Situation, die zweite Spalte den dazugehörigen negativen Gedanken. In der dritten Spalte wird das durch den negativen Gedanken ausgelöste Gefühl notiert. Anschließend wird in der vierten Spalte ein hilfreicher, positiver Gedanke formuliert und in der fünften Spalte das Gefühl festgehalten, welches der hilfreiche Gedanke auslöst. Zur Übung in der Therapiestunde werden die Inhalte der Gedankenprotokolle der letzten Einheit bzw. der Aufgabe der Woche herangezogen *(Arbeitsblatt C3: Das Gedankenprotokoll)*.

Zentrale Botschaft

Die Kernkompetenzen beim Erlernen funktionalen Denkens liegen in der Identifizierung negativer Gedanken und im Finden von passenden Alternativgedanken. Beides wird den Jugendlichen am Anfang schwerfallen. Eine gute Unterstützung stellen hierbei die oben beschriebenen Leitfragen dar.

Da die Modifikation des negativen Denkstils ein langwieriger Prozess ist, wird sich vor allem in der emotionalen Bewertung des Alternativgedankens (Spalte 5) im Vergleich zur emotionalen Konsequenz des negativen Gedankens (Spalte 3) initial keine große Veränderung zeigen. Dies gilt es zu thematisieren, um der Entmutigung des Jugendlichen nach Ausbleiben eines schnellen Erfolges vorzugreifen.

Aufgabe der Woche

Als Aufgabe für die kommende Woche wird eine konkrete Situation vereinbart, in welcher der Jugendliche mit Hilfe des fünfspaltigen Gedankenprotokolls *(Arbeitsblatt C8: Aufgabe der Woche (Einheit 2)* und *Arbeitsblatt C7: Meine Mut-Gedanken)* funktionales Denken üben möchte. Nachdem die Situation benannt ist, werden die Inhalte der einzelnen Spalten kurz wiederholt und eventuelle Verständnisschwierigkeiten geklärt.

6.5.5 Modul D: Das Emotions-Modul – Der richtige Umgang mit (negativen) Gefühlen

Ziel des Moduls	Ziel des Moduls ist die Verbesserung der Fähigkeiten zur Emotionsregulation mit Fokus auf der Vermittlung von Strategien im Umgang mit negativen Gefühlen (in Anlehnung an Fleischhaker & Schulz, 2010).

Therapieeinheit D1	
Ziel der Einheit	Vermittlung von Verständnis für Klassifikation und Entstehung von Emotionen
Inhalte	• Themenblock I: Psychoedukation • Aufgabe der Woche
Teilnehmer	Jugendlicher, Therapeut

Themenblock I: Psychoedukation

Viele ADHS-Patienten zeigen neben dem Defizit der Emotionsregulation auch Probleme bei der Wahrnehmung der eigenen Emotionen, was diese für regulierende Strategien zusätzlich wenig zugänglich macht. Daher werden zunächst psychoedukativ Informationen zu Entstehung, Funktion und Merkmalen bzw. Dimensionen von Emotionen vermittelt und daraus Ansatzpunkte für die Modifikation vor allem aversiver Gefühle wie z.B. Wut abgeleitet. Die konkreten Möglichkeiten zur Modifikation und besseren Kontrolle von Emotionen werden in der Therapieeinheit D2 behandelt.

1) Was sind ADHS-typische Emotionsregulationsprobleme?

Psychoedukativ beschreibt der Therapeut die typischen mit ADHS assoziierten Probleme der Emotionsregulation („Viele Jugendliche mit ADHS kennen folgende Situationen ..."):

- schneller und unvorhersehbarer Wechsel der Gefühle (Affektlabilität),
- Nicht-Erkennen der eigenen Gefühle, bis es zu spät ist,
- intensives Erleben negativer Gefühle wie Wut und Ärger,
- fehlende Kontrolle über eigene Emotionen und daraus resultierende Handlungen,
- hohe Impulsivität, welche zusätzlich dafür sorgt, dass Impulsen aus der schnell aufflammenden Emotion heraus sofort nachgegeben wird (z.B. Wut in Konfliktsituationen → Schreien, körperliche und verbale Aggression),
- schwierige Familieninteraktionen, da Eltern oft auch von ADHS betroffen sind und daher ebenfalls inadäquaten Umgang mit Emotionsausbrüchen der Kinder zeigen.

2) Warum ist es wichtig, mit Gefühlen richtig umgehen zu können?

Im Anschluss analysieren Therapeut und Jugendlicher gemeinsam anhand der im Basismodul berichteten Symptomatik die individuellen Emotionsregulationsdefizite und negativen Konsequenzen des Jugendlichen. Defizite in der Emotionsregulation gewinnen als Symptom der ADHS mit zunehmendem Alter an Bedeutung. Vor allem mit Eintreten in die Pubertät verstärkt sich die Emotionslabilität. Die Stimmung unterliegt einem schnellen und unvorhersehbaren Wechsel von Gefühlen, welcher für die Patienten akut belastend ist und mit langfristigen negativen Konsequenzen einhergeht. Die folgenden Bereiche sollten in diesem Teil der Psychoedukation thematisiert werden:

→ Belastungen im Alltag durch Konflikte,
→ negative Auswirkungen auf Beziehungsgestaltung zu Gleichaltrigen (Freundschaften wechselhaft, Freunde wenden sich ab, wenn man oft heftig/aggressiv reagiert),
→ geringe Selbstwirksamkeit durch Ausgeliefertsein, fehlende Kontrolle.

3) Was sind Gefühle und wozu gibt es sie?

Der Therapeut lässt den Jugendlichen zunächst alle Emotionen nennen, die er kennt. Diese Liste wird gegebenenfalls vom Therapeuten ergänzt (Emotionen: Freude, Trauer, Wut, Angst, Ekel, Überraschung, Scham, Schuld, Eifersucht, Hass, Neid).

Tipp:

Zeigt sich hierbei, dass der Jugendliche Schwierigkeiten hat, zwischen Emotionen, körperlichen Vorgängen (z.B. „Ich habe das Gefühl, mir wird schlecht.", „Ich habe das Gefühl, ich werde gleich rot.") und Gedanken („Ich habe das Gefühl, er meint es nicht ehrlich mit mir.", „Ich habe das Gefühl, das wird klappen.") zu differenzieren, wird zunächst der Begriff *Gefühl* im Kontext der Therapie mit dem Jugendlichen besprochen: Im allgemeinen Sprachgebrauch wird der Begriff *Gefühl bzw. „ich fühle mich“* auch verwendet in Bezug auf körperliche Vorgänge oder bestimmte Gedanken bzw. Bewertungen einer Situation, dies sind jedoch keine richtigen Emotionen im eigentlichen Sinne. Alternativ: Explizites Benennen von Emotionen (Freude, Trauer, Wut, Angst, Ekel, Überraschung, Scham, Schuld, Eifersucht, Hass, Neid).

Anschließend werden gemeinsam anhand des Gefühls „Angst“ kurz die Funktionen von Gefühlen erarbeitet *(Arbeitsblatt D1: Gefühle und ihre Aufgaben)*. Die Kernbotschaft hier ist: Gefühle warnen uns vor bestimmten Gefahren und spielen auch im sozialen Miteinander eine wichtige Rolle. Wenn Gefühle jedoch sehr intensiv oder unangemessen sind, beeinträchtigen sie uns in unserer Lebensführung (z. B. häufiges Erleben von Ärger und Wut bei ADHS).

Funktionen von Gefühlen (vgl. *Arbeitsblatt D1: Gefühle und ihre Aufgaben*):

1. Durch unsere Gefühlsreaktionen auf bestimmte Situationen bekommen wir *Informationen* darüber, wie wir eine Situation einschätzen (als gefährlich, schön, aversiv ...). Auch können Gefühle dabei als *Alarmsignal* dienen (z. B. im Wald läuft ein Bär auf mich zu → Angst ist das Alarmsignal zur Flucht). Wenn wir uns über jemanden oder etwas ärgern, ist das für uns eine wichtige Information darüber, dass etwas für uns nicht in Ordnung war/die Situation nicht so lief, wie wir es uns vorgestellt haben/wir so nicht behandelt werden möchten.
2. *Durch Gefühle teilen wir anderen etwas mit und bewirken bei anderen bestimmte Reaktionen.* Gefühle werden nonverbal mit Hilfe bestimmter Mimik, Gestik und Körperhaltung ausgedrückt. Auch wenn wir unser Gefühl nicht direkt verbal äußern, können andere meistens einschätzen, welches Gefühl bei uns vorherrschend ist (z. B. Ärger, Trauer). Entsprechend diesem Gefühl werden andere auf uns in bestimmter Art und Weise reagieren. Wenn andere z. B. sehen, dass wir traurig sind, werden sie eventuell versuchen, uns zu trösten. Wenn andere sehen, dass wir wütend sind, werde sie uns eher aus dem Weg gehen.
3. *Gefühle bringen uns dazu, aktiv zu werden und bestimmte Handlungen ausführen zu wollen.* Jedes Gefühl ist mit einem bestimmten Handlungsimpuls verbunden, der angeboren ist und automatisiert aktiviert wird. Dadurch können wir z. B. in gefährlichen Situationen schnell, ohne vorher lange nachdenken zu müssen, reagieren (Wenn z. B. ein Bär auf uns zuläuft, bekommen wir sofort Angst und werden fliehen, ohne lange nachzudenken).

4) Wie kann ich Gefühle bei mir selbst richtig erkennen?

Um mit Gefühlen besser umgehen zu können, ist es wichtig, dass diese richtig wahrgenommen und in den situativen Zusammenhang, in dem sie entstanden sind, richtig eingeordnet werden. Am Beispiel des oft gut bekannten Gefühls Wut können die Dimensionen von Emotionen eingeführt werden. Gefühle verraten sich durch

- *Handlungsimpulse:* Welche Handlung will ich sofort ausführen? (z. B. den anderen anschreien oder schlagen)
- *Gedanken:* Welche Gedanken treten bei dem jeweiligen Gefühl mit auf? (z. B. „Das ist so unfair, das halte ich nicht aus! Ich könnte gleich ausrasten!“)
- *Körpersprache:* Wie können andere das Gefühl erkennen? Wie ist die Körpersprache, Mimik oder Gestik? (z. B. geballte Fäuste oder andere Drohgebärden)
- *Körperreaktion:* Gibt es spezifische körperliche Reaktionen beim Auftreten des Gefühls? (z. B. mir wird heiß und ich zittere vor Wut)
- *Situation:* In welcher Situation tritt das Gefühl typischerweise auf? (z. B. immer, wenn sich jemand vordrängelt und ich warten muss)

Therapeut und Patient erarbeiten diese Informationen gemeinsam zu verschiedenen Emotionen *(Arbeitsblatt D2: Übung zur Wahrnehmung von Gefühlen (Gefühlsprotokoll))*. Für die Emotionen Wut, Freude, Angst und Trauer sind diese Dimensionen in Tabelle 9 beispielhaft dargestellt. Anhand dieser Übung zur Gefühlswahrnehmung lässt sich mit dem Jugendlichen auch gut erarbeiten, dass körperliche Reaktionen allein oft noch keinen genauen Hinweis auf das jeweilige Gefühl geben, das zugrunde liegt, da sie oft zu unspezifisch sind und bei verschiedenen Gefühlen vorkommen können. Um ein Gefühl genau identifizieren zu können, müssen die anderen Aspekte mit herangezogen werden (situativer Kontext, Gedanken, Handlungsimpuls etc.).

5) Der Zusammenhang zwischen Gedanken, Gefühlen und Verhalten

Wurde *Modul C* durchgeführt, ist dem Jugendlichen der generelle Zusammenhang bereits bekannt. Ist dieses Element neu, verdeutlicht der Therapeut anhand einer Zeichnung des Dreiecks „Gedanken – Gefühle – Verhalten“ die Wechselwirkungen. Oft haben die Jugendlichen den Eindruck, Gefühlen hilflos ausgeliefert zu sein, weil sie in bestimmten Situationen einfach automatisch entstehen. Eine wichtige Information ist an dieser Stelle, dass Gefühle nicht automatisch entstehen, sondern die Emotion vielmehr von der individuellen Bewertung der Situation abhängt (Reiz

Tabelle 9: Dimensionen von Gefühlen

Gefühl	Typische Situation	Gedanken	Körperliche Reaktionen	Körpersprache	Handlungsimpuls
Wut	Eltern verbieten eine Party am Wochenende	„Das ist so unfair!" „Ich flipp gleich aus!" „Denen zeig ich's!" „Die sind so blöd!"	• roter Kopf • Herz schlägt schneller • heiß • angespannt	• geballte Fäuste • drohende Körperhaltung • wütende Augenbrauen	• anschreien • den anderen schlagen wollen • Angriff, sich rächen
Freude	Eine gute Note in der Schule bekommen	„Wie toll!" „So könnte das immer sein!"	• Herz schlägt schneller • lachen	• entspannt • locker • offen	• anderen davon erzählen • die Freude teilen
Angst	Nachts durch den Park gehen	„Hoffentlich passiert mir nichts." „Hier ist's echt unheimlich!"	• kalte Hände • Herzklopfen • Kloß im Hals • nervös	• gebeugte Körperhaltung • Hände in den Hosentaschen	• aus Situation wegwollen, Flucht • sich verstecken
Trauer	Eine schlechte Nachricht bekommen	„Ich kann nicht glauben, dass das passiert ist." „Was soll ich jetzt nur machen?"	• weinen • taub/gar nichts fühlen	• klein, in sich zusammengesunken • starr • verschlossen	• sich zurückziehen • traurige Musik hören • mit niemandem reden wollen

→ Erregung → Kognition → Gefühl). So kann dieselbe Situation bei verschiedenen Menschen je nach vorherigen Erfahrungen und ihren Einstellungen der Situation gegenüber verschiedene Gefühle auslösen. Um dies zu verdeutlichen, sollten Beispiele herangezogen werden, anhand derer der Jugendliche leicht den Einfluss unterschiedlicher Einstellungen auf die resultierende Emotion nachvollziehen kann. (Beispiel: Manche Menschen haben Angst vor Spinnen, manche empfinden Ekel und wieder andere halten sich Spinnen als Haustiere und empfinden Freude, wenn sie eine Spinne sehen.) Zur Veranschaulichung erhält der Jugendliche das *Arbeitsblatt D3: Wie hängen Gefühle, Gedanken und Verhalten zusammen?* für seine Arbeitsmappe.

Als Imaginationsübung soll der Jugendliche versuchen, sich in die folgende Situation hineinzuversetzen:

Er wird auf der Straße von einer anderen Person angerempelt. Jetzt hat er unterschiedliche Bewertungsmöglichkeiten:

Er kann davon ausgehen, dass die Person ihn absichtlich angerempelt hat, um ihn zu provozieren. Daraufhin wird wahrscheinlich Wut entstehen und daraus der Handlungsimpuls, die andere Person z.B. ebenfalls anzurempeln oder zur Rede zu stellen.

Eine andere Bewertungsmöglichkeit wäre, dass der Jugendliche davon ausgeht, dass die Person ihn nicht absichtlich angerempelt hat. Dies würde dazu führen, dass keine Wut oder nur etwas Ärger über die Unachtsamkeit der anderen Person entsteht. Der Jugendliche wird jedoch in diesem Fall nicht den unmittelbaren Drang verspüren, seinem Ärger in intensiver Form Luft zu machen.

Eine Situation kann durch verschiedene Interpretationen demnach zu ganz unterschiedlichen Gefühlen und Handlungsimpulsen führen.

Optional: Vorstellung der Ansatzpunkte für die Modifikation von Emotionen

Gedanken:
Durch Veränderung der Gedanken und Bewertungen oder Interpretationen einer Situation können auch die Gefühle verändert oder abgeschwächt werden, die in einer bestimmten Situation auftreten

Handlungsimpuls:
Statt dem Impuls zu folgen, kann man eine abgeschwächte Handlung, die dem Impuls entspricht, ausführen oder komplett entgegengesetzt handeln:
z.B. bei Wut Impuls zu schreien → abgeschwächt: normal laut sprechen
Impuls zu schlagen → aus der Situation weggehen

Zentrale Botschaft

Patienten mit ADHS haben häufig Probleme in der Affektregulation, besonders im Hinblick auf den Umgang mit Wut und Ärger. Zusätzlich leiden Patienten mit ADHS häufiger an schnellen und unvorhersehbaren Stimmungsschwankungen. Um Gefühle besser kontrollieren und modifizieren zu können, ist eine richtige Wahrnehmung von Gefühlen wichtig. Dazu ist es notwendig, Auslösesituation, Gedanken in der jeweiligen Situation und Handlungsimpulse zu identifizieren. Weitere Merkmale, an denen man Gefühle erkennen kann, sind Mimik, Gestik und Körpersprache. Bei der Entstehung von Gefühlen spielt es eine große Rolle, wie die Auslösesituation bewertet oder interpretiert wird. Ob ein Handlungsimpuls ausgelebt wird, hängt entscheidend von den Konsequenzen ab, die damit verbunden sind.

Aufgabe der Woche

Um die Wahrnehmungsfähigkeit hinsichtlich der eigenen Emotionen zu schärfen, erhält der Jugendliche die Aufgabe, in der kommenden Woche ein Gefühlsprotokoll zu führen, wie es in der Stunde besprochen wurde *(Arbeitsblatt D4: Aufgabe der Woche (Einheit 1)* und *Arbeitsblatt D2: Übung zur Wahrnehmung von Gefühlen (Gefühlsprotokoll))*.

Therapieeinheit D2	
Ziel der Einheit	Vermittlung von Strategien im Umgang mit negativen Gefühlen (v.a. Wut und Ärger) zur Verbesserung der Emotionsregulationsfähigkeiten
Inhalte	• Themenblock II: Vermittlung von Strategien zur Verbesserung der Emotionsregulation • Themenblock III: Strategieplanung für emotionale Krisensituationen • Optionaler Themenblock: Das Gefühlsprotokoll in 5 Fragen • Aufgabe der Woche
Teilnehmer	Jugendlicher, Therapeut

Themenblock II: Vermittlung von Strategien zur Verbesserung der Emotionsregulation

Es gibt verschiedene hilfreiche Strategien für einen besseren Umgang mit Gefühlen, die in dieser Therapieeinheit vorgestellt werden. Die Strategien zur Emotionsregulation stammen aus der dialektisch-behavioralen Therapie, die ursprünglich für die Behandlung von Borderline-Patienten entwickelt (Fleischhaker & Schulz, 2010; Bohus & Wolf-Arehult, 2013) und für die therapeutische Arbeit mit jugendlichen ADHS-Patienten angepasst wurde (zur Anwendung von DBT-Strategien zur Behandlung adulter ADHS siehe auch Hesslinger, Philipsen & Richter, 2004).

1) *Verbesserung der Wahrnehmung eigener Gefühle (Grundvoraussetzung)*
   Hier wurde der Grundstein in der Therapieeinheit D1 gelegt: Voraussetzung für einen adäquaten Umgang mit Gefühlen ist es, Gefühle richtig wahrzunehmen und zuordnen zu können. Dies kann z. B. durch das Führen eines Gefühlsprotokolls trainiert werden.
2) *Reduktion der eigenen Anfälligkeit für heftige Gefühle (Vorbeugung)*
   Für die Besprechung der Strategien zur Reduzierung der Anfälligkeit für heftige Gefühle steht das *Arbeitsblatt D5: Wie werde ich weniger anfällig für heftige Gefühle?* zur Verfügung. Auf dieser Grundlage kann mit dem Jugendlichen erarbeitet werden, wie eine für ihn praktikable Umsetzung der Strategie aussehen kann.
   Indem man für *körperliches Wohlbefinden* sorgt, schafft man die Voraussetzungen für eine ausgeglichene Grundstimmung: Fühlt man sich körperlich schlecht (müde, hungrig, abgehetzt, energielos, gesundheitlich angeschlagen, verkatert), ist man in einer schlechten Grundstimmung (gereizt, genervt) und erhöht das Risiko, in kritischen Situationen heftige Gefühle zu erleben (z. B. sich schneller zu ärgern oder wütend zu werden). Körperliches Wohlbefinden schafft die Basis dafür, in kritischen Situationen mit den eigenen Gefühlen angemessener umgehen zu können.

Es ist ebenfalls wichtig, *sich zufrieden und stolz zu fühlen*. Dafür wird jeden Tag eine kleine (evtl. unangenehme) Aufgabe geplant, die man in Angriff nehmen will. Durch die Überwindung und das erfolgreiche Bewältigen entsteht ein Gefühl der Selbstwirksamkeit und die Misserfolgserwartungen werden aufgeweicht. Anstatt die Aufgabe zu vermeiden und stattdessen etwas Angenehmeres zu tun, hat man Disziplin gezeigt, auf die man stolz sein darf. Das erzeugt im Alltag Zufriedenheit und macht in kritischen Situationen weniger anfällig für heftige Gefühlsausbrüche.

> *Optional:* Es können die Achtsamkeits-Skills aus *Modul E* (Themenblock II: Strategien zur Stressbewältigung) zur Verringerung der Grundanspannung eingeführt werden.

3) *Gefühle bewusst verändern oder abschwächen (mittleres Anspannungsniveau)*
Die hier vorgestellten Strategien dienen vor allem der Modifikation von Gefühlen, die mit einem mittleren Anspannungsniveau assoziiert sind. Für intensive Gefühlsausbrüche, d. h. Gefühle mit hohem Anspannungsniveau, ist es deutlich schwieriger, diese Strategien anzuwenden. In diesen Fällen liegt der Fokus des Trainings eher darin, zu lernen, die negativen Auswirkungen der Gefühlsausbrüche zu minimieren, indem z. B. Abstand zur Auslösesituation gesucht wird. Nach der Einführung der Strategien durch den Therapeuten wird anhand der zu Beginn berichteten Beispielsituation gemeinsam besprochen, wie die Umsetzung dieser Strategien in der konkreten Situation aussehen könnte. Dazu werden das *Arbeitsblatt D7: Strategien zum Abschwächen intensiver Gefühle* (entgegengesetztes Denken, entgegengesetztes Handeln und entgegengesetzte Körperhaltung) und *Arbeitsblatt D9: Emotionsregulationstechniken zur Reduktion innerer Anspannung* (z. B. aus der Situation weggehen, sich ablenken) herangezogen.

Themenblock III: Strategieplanung für emotionale Krisensituationen

Bislang wurde die Wahrnehmung von Gefühlen besprochen und Möglichkeiten zur Vorbeugung emotionaler Verwundbarkeit sowie zur Abschwächung intensiver Gefühle eingeführt. Der letzte Teil des Emotionsmoduls beschäftigt sich damit, Situationen zu identifizieren, in denen in der Vergangenheit Gefühle wie Ärger und Wut häufig erlebt wurden. Diese Situationen werden anhand von *Arbeitsblatt D8: Individuelle Strategien gegen Ärger und Wut* analysiert und es werden alternative Handlungsmöglichkeiten notiert:

- Wie wurde bisher reagiert?
- War das angemessen und hilfreich für die Ziele des Jugendlichen?
- Welche der hier behandelten Strategien möchte der Jugendliche zukünftig in solchen Situationen anwenden, um ein „emotionales Überkochen“ zu verhindern?

Optionaler Themenblock: Das Gefühlsprotokoll in 5 Fragen

Das Gefühlsprotokoll in 5 Fragen entstand in Anlehnung an das VEIN-AHA-Gefühlsprotokoll von Bohus und Wolf-Arehult (2013). Hier werden mittels einer Situationsanalyse die Entstehungsbedingungen für intensive Gefühle wie Ärger oder Wut genau analysiert und anhand der erwarteten Konsequenzen einer bestimmten Handlung entschieden, ob man dem Handlungsimpuls folgt oder eine alternative Handlung präferiert. Es unterstützt bei der Entscheidung, wann ein Gefühl abgeschwächt werden muss und wann man dem Handlungsimpuls folgen kann bzw. möchte. Diese Schritte können an einer aktuellen Beispielsituation eines intensiven Gefühlsausbruchs mit dem *Arbeitsblatt D6: Das Gefühlsprotokoll in 5 Fragen* erarbeitet werden.

> **Zentrale Botschaft**
>
> Häufig müssen verschiedene Strategien ausprobiert und deren Einsatz in konkreten Situationen getestet werden, um für sich die geeigneten hilfreichen Strategien zu finden. Bis diese automatisch angewendet werden können und zu einer deutlichen Besserung führen, bedarf es Zeit und Übung.
>
> Es ist wichtig, die innere Anspannung in Konfliktsituationen richtig einzuschätzen, um geeignete Strategien zur Emotionsregulation rechtzeitig einsetzen zu können. Je höher die innere Anspannung oder Wut schon ist, desto schwieriger ist der Einsatz der besprochenen Strategien. Daher sollte das Ziel für die Patienten sein, schon bei niedriger Anspannung Skills zur Reduzierung der Anspannung anzuwenden.

Aufgabe der Woche

Der Jugendliche erhält die Wochenaufgabe, aus den Strategien im Umgang mit intensiven Gefühlen wie Ärger und Wut (*Arbeitsblatt D10: Aufgabe der Woche (Einheit 2)* und *Arbeitsblätter D7 bis D9*) mindestens zwei Strategien auszuwählen, deren Umsetzung er in der nächsten Woche trainieren möchte.

6.5.6 Modul E: Weniger Stress – mehr Zufriedenheit: Strategien zum Problemlösen und gegen Stress

Therapieeinheit E1	
Ziel der Einheit	Identifizierung individueller Stressoren und Erarbeitung von Strategien zur besseren Stressbewältigung
Inhalte	• Themenblock I: Identifizierung individueller Stressoren • Themenblock II: Strategien zur Stressbewältigung • Aufgabe der Woche
Teilnehmer	Jugendlicher, Therapeut

Themenblock I: Identifizierung individueller Stressoren

Für die Vermittlung von Strategien zur Stressbewältigung ist es entscheidend, vorher individuelle Stressoren zu identifizieren. Zunächst notiert der Jugendliche Situationen, welche er immer wieder als stressig oder überfordernd erlebt *(Arbeitsblatt E1: Was macht mir Stress?)*. Bezüglich der hier wirkenden Faktoren kann unterschieden werden zwischen Stressoren, die von außen wirken (externe Stressoren) und Stressoren, die in der Person selbst liegen (interne Stressoren). In Abbildung 5 sind Beispiele für interne und externe Stressoren sowie unmittelbare Stressreaktionen dargestellt. Die Abbildung findet sich auch auf dem *Arbeitsblatt E2: Beispiele für externe und interne Stressoren*. Daran anknüpfend wird mit dem Jugendlichen erarbeitet, wie er normalerweise auf Stress reagiert.

Themenblock II: Strategien zur Stressbewältigung

Es wird zunächst mit dem Jugendlichen besprochen, welche Strategien er bisher zur Vermeidung und Reduktion von Stress eingesetzt hat. Diese werden in *Arbeitsblatt E3: Meine bisherigen Strategien gegen Stress* festgehalten. Hierbei wird unterschieden zwischen angemessenen funktionalen Strategien und dysfunktionalen Lösungsstrategien (Beispiele s. Tab. 10). Dysfunktionale Lösungsstrategien führen kurzfristig zur Entspannung, erhöhen jedoch längerfristig das Stresserleben, da der Stressor unverändert bestehen bleibt. In vielen Fällen entstehen durch die Anwendung der dysfunktionalen Strategie zusätzliche negative Konsequenzen, welche sich weiter negative auf den Stresslevel auswirken. Drogen- oder Alkoholkonsum ziehen z. B. folgende Konsequenzen nach sich:

- kurzfristig positiv: Entspannung,
- kurzfristig negativ: Stressor bleibt unverändert;
- längerfristig negativ: körperliche und psychische Abhängigkeit.

Es ist wichtig, mit den Jugendlichen zu erörtern, weshalb die bisherigen Strategien angemessen und nützlich bzw. unangemessen für den Umgang mit Stress in Bezug auf kurzfristige und längerfristige Konsequenzen sind.

Nach der Analyse des bisherigen Umgangs mit Stress werden im Folgenden verschiedene Arten des funktionalen Umgangs vorgestellt, unterschieden nach dem Stadium, in dem man sich hinsichtlich der stressauslösenden Situation befindet.

Tabelle 10: Funktionale und dysfunktionale Lösungsstrategien im Umgang mit Stress

Funktionale Strategien	Dysfunktionale Strategien

• Aufmunterung von anderen holen
• Positive Gedanken einsetzen
• Auszeit nehmen (ablenken, etwas Angenehmes machen)
• konstruktiv nach Lösungen suchen (z. B. „Salami-Taktik“ oder „die 5 Stufen des Problemlösens“ anwenden)
• dem Auftreten von Stress vorbeugen
  – bestimmte Situationen vermeiden
  – genügend Zeit für positive Aktivitäten einplanen
  – sich selbst belohnen, wenn man etwas geschafft hat
	• Alkohol trinken
	• Drogen nehmen
	• Aufgaben aufschieben oder verdrängen
	• herumschreien
	• aggressiv werden
	• negativen Gedanken freien Lauf lassen
	• aufgeben und resignieren

Externe Stressoren

- Zeitdruck
- Überforderung (zu viele Termine, zu viele Aufgaben auf einmal)
- Unterforderung, Langeweile
- Schwierige Situationen, in denen man nicht weiß, wie man sich verhalten soll
- Einsamkeit, zu wenig soziale Kontakte

Interne Stressoren

- Negative Gedanken
- Selbstzweifel
- Schuldgefühle
- Perfektionismus
- Versagensangst
- Gefühle, die bisher unterdrückt wurden

→

Stressreaktionen

Negative Gedanken
- Grübelgedanken
- Katastrophisierende Gedanken:
  - „Ich schaff´ das nicht."
  - „Das kriege ich nie hin."
  - „Das ist zuviel für mich."
- Etikettierungen: „Das ist ja klar, dass ich das wieder nicht hinkriege, ich bin eben ein Versager."

Negative Gefühle
- Überforderung
- Angst
- Hilflosigkeit
- Wut

Körperliche Reaktionen
- Anspannung
- Unruhe
- Herzklopfen
- Schweißausbruch
- Schwindel

Verhaltensreaktionen
- Flucht aus der Situation
- Ablenkung
- In der Situation bleiben, sich hilflos fühlen

Abbildung 5: Beispiele für externe und interne Stressoren (nach D'Amelio, Retz, Philipsen & Rösler, 2009)

1) Generell Stressanfälligkeit vorbeugen: Reduzierung des inneren Anspannungslevels

Neben akuten Auslösern ist ein wichtiger Faktor bezüglich des subjektiven Stressempfindens das basale Anspannungsniveau. Bei höherer Anspannung genügen schon kleinere Anlässe, um sich gestresst zu fühlen. Bei niedrigerer Anspannung bzw. einer gelasseneren Grundhaltung kann man hingegen auf bestimmte potentielle Stressoren ruhiger reagieren und fühlt sich durch diese weniger gestresst. Sowohl Unterforderung und Langeweile als auch Überforderung tragen zu einer erhöhten inneren Anspannung bei. Eine gute Balance zwischen Aktivität/Herausforderungen und Entspannung bietet ein gutes Schutzpolster gegenüber externen Stressoren. Auf dem *Arbeitsblatt E4: Neue Strategien gegen Stress* finden sich Tipps zur Reduzierung der inneren Anspannung (z.B. positive Aktivitäten einplanen, für körperliches Wohlbefinden sorgen, sich mit Freunden verabreden). An dieser Stelle werden Aktivitäten und Tätigkeiten gesammelt, die dem Jugendlichen Freude machen und ihn dabei unterstützen, eine entspannte und gelassene Grundstimmung zu bekommen.

Achtsamkeit zur Vorbeugung von Stresserleben und Schaffung innerer Gelassenheit. Achtsamkeit im Alltag kann einen signifikanten Beitrag zu einer gelassenen Grundstimmung und einer verminderten Stressanfälligkeit leisten. Diese Methode bedarf allerdings der Übung, der Erfolg zeigt sich nach etwa 5 bis 6 Wochen regelmäßigen Übens und sollte daher für die Dauer der Therapie angewendet werden. Der Therapeut stellt die folgenden Übungen vor und lässt den Jugendlichen 2 bis 3 Übungen auswählen und ausprobieren.

Drei Achtsamkeitsübungen

Achtsam wahrnehmen

- Wie sitze ich gerade auf dem Stuhl? Was halte ich gerade in der Hand?
- Was kann ich hören? (von draußen, im Raum, von Kindern)
- Was kann ich riechen? (Gerüche von draußen, beim Kochen, beim Essen, in einem Laden, in dem Parfüm verkauft wird)
- Was kann ich schmecken? Wie ist die Konsistenz/Textur? (etwas langsam kauen oder konzentriert auf der Zunge zergehen lassen: Bonbons, Schokolade, Obst o.Ä.)

Die Kamera

Setz dich für genau 10 Minuten irgendwo hin, wo du es interessant findest, zum Beispiel ans Fenster, in den Park, an die Straße ... wo du möchtest.

Dann stell dir vor, dein Kopf ist eine Kamera, die alles aufnimmt, was du siehst. Alles was da passiert, ist ganz neu und passiert nur ein einziges Mal. Versuche alles in dir aufzunehmen und neutral zu beobachten.

Wenn du merkst, dass du mit den Gedanken hängenbleibst und dir z.B. ein Urteil über die Personen machst, die du siehst, dann lächle einfach und konzentriere dich wieder auf deinen Film.

Atmung

Nimm dir 10 Minuten Zeit und setze dich bequem hin, auf einen Stuhl oder auf den Boden, wie du möchtest. Achte darauf, dass dein Rücken gerade ist und du dich nicht anstrengen musst. Die Hände liegen ganz ruhig auf den Oberschenkeln. Du kannst die Augen zu machen oder offen lassen, was immer dir angenehmer ist.

Konzentriere dich jetzt auf deinen Atem. Beobachte genau, wie er in dich hineinströmt ... deinen Körper erfüllt ... und wieder hinausströmt. Beobachte, wo er überall hinkommt und wie er deinen Körper verändert. Begleite deinen Körper mit deiner ganzen Aufmerksamkeit.

Wenn in dir Gedanken oder Gefühle hochkommen, nimm sie zur Kenntnis und lasse sie vorbeiziehen.

2) Auslösesituation vermeiden, WENN dies möglich und sinnvoll ist

Wenn man z.B. in der Pause immer wieder Streit mit einem bestimmten Mitschüler hat, könnte man in Zukunft versuchen, diese stressauslösende Situation zu vermeiden, indem man dem Mitschüler in der Pause aus dem Weg geht und so verhindert, dass es wieder zum Streit kommt.

3) Situation verändern, damit möglichst wenig Stress aufkommt

Häufig hängt das Stresserleben mit bestimmten Situationen im Sinne von Aufgaben oder Pflichten zusammen (z.B. Prüfungen, Lernen, Hausaufgaben), die zu vermeiden effektiv bedeuten würde, sie aufzuschieben oder nicht zu erledigen. Hier stellt Vermeidung eine dysfunktionale Strategie im Umgang mit Stress dar, da dies wahrscheinlich negative Konsequenzen nach sich zieht. Oft lässt sich das Erleben von Stress vermeiden, wenn man genau analysiert, WAS an einer Situation den Stress erzeugt, und diesen Aspekt verändert.

Beispiele:

- Eine Lernsituation wird als aversiv erlebt
  → Anwendung der Salami-Taktik (s. *Modul A*) für die richtige Einteilung des Lernstoffs, regelmäßige Lernpausen machen, etwas Schönes für die Zeit nach dem Lernen als Belohnung einplanen. Je weniger negativ die Situation erlebt wird, desto weniger stressig wird sie empfunden.
- Unklare Entscheidungssituation
  → Anwendung der „5 Stufen des Problemlösens“ (s. Therapieeinheit E2)
  → Nicht die optimale Lösung anstreben, die es oft nicht gibt. Das Stresserleben wird oft schon allein dadurch reduziert, dass man überhaupt eine Entscheidung getroffen hat.
- Aufschieben oder Verdrängen von Aufgaben erzeugt Stress durch ständiges Bewusstsein der unerledigten Aufgabe im Hinterkopf

→ Strategien gegen Prokrastination aus *Modul B* anwenden. Das Gefühl, die Situation durch bewusste eigene Entscheidungen verändern, aktiv gestalten und schließlich bewältigen zu können, wird als stressmindernd erlebt.

Aufgabe der Woche

Der Jugendliche erhält den Auftrag, aus den besprochenen Strategien zur besseren Stressbewältigung mindestens zwei auszuwählen und diese in der nächsten Woche intensiv zu üben *(Arbeitsblatt E5: Aufgabe der Woche (Einheit 1))*.

Therapieeinheit E2	
Ziel der Einheit	Erlernen weiterer Strategien zur Stressbewältigung, die 5 Schritte des Problemlösens
Inhalte	• Themenblock II: Strategien zur Stressbewältigung (Fortsetzung) • Themenblock III: Problemlösetraining • Aufgabe der Woche
Teilnehmer	Jugendlicher, Therapeut

Themenblock II: Strategien zur Stressbewältigung (Fortsetzung)

4) Wenn es schon zu spät ist und Stress erlebt wird: Strategien in Stresssituationen

Lässt sich die Situation weder vermeiden noch akut verändern, greifen die Skills und Strategien zum Umgang mit Stresssituation, die auf dem *Arbeitsblatt E6: Das hilft mir gegen Stress* vorgestellt werden.

Zu den konkreten Strategien gegen Stress gehören:

- Tief durchzuatmen und einen vorher festgelegten Ruhesatz zu sagen.
- Skills entsprechend der eigenen Zugangskanäle anzuwenden (vgl. Abb. 6).
- Bewusst Mut-Gedanken anzuwenden (vgl. *Modul C*).
- Sich Unterstützung von anderen zu holen (und das Problem zu analysieren, nach Lösungen zu suchen und alle notwendigen Schritte für eine Lösung einzusetzen).
- Sich nach erfolgreicher Bewältigung zu belohnen.

In Stresssituationen gibt es für jeden Menschen individuell verschiedene Zugangswege oder Kanäle, über die man sich selbst beruhigen und den Stress abbauen kann (s. Abb. 6). Der Therapeut stellt dem Jugendlichen die verschiedenen Methoden vor und es werden dann gemeinsam 2 bis 3 Skills ausgewählt, die der Jugendliche in der Therapiestunde ausprobieren möchte. Als Instruktion soll er sich an eine stressige Situation der letzten Zeit erinnern und während der Anwendung des Skills versuchen, „gestresst“ zu bleiben.

Der Therapeut formuliert außerdem gemeinsam mit dem Jugendlichen 1 bis 2 Ruhesätze, die in kritischen Situationen helfen können, dysfunktionales Denken zu unterbrechen und funktionales Denken zu unterstützen. Diese Ruhesätze sollten kongruent mit dem Selbstbild des Jugendlichen und in seiner Sprache formuliert sein, um diese in Krisensituationen annehmen zu können (z. B. „Tief durchatmen – eins nach dem anderen.“).

Abschließend werden mit dem Jugendlichen gemeinsam die individuellen Strategien festgelegt, die er in Zukunft vermehrt einsetzen beziehungsweise reduzieren möchte *(Arbeitsblatt E7: Meine Strategien gegen Stress)*.

Themenblock III: Problemlösetraining

ADHS-Patienten erleben häufig solche Situationen als stressig, für die sie keine eindeutige Lösung haben bzw. bei denen sie sehr unsicher sind, wie sie sich verhalten sollen, um ihre Ziele zu erreichen oder Schaden von sich abzuwenden. Dies können soziale Situationen sein (z. B. ein ungeklärter Konflikt innerhalb des Freundeskreises oder mit einem Lehrer; Ablehnung/Ausgrenzung durch Gleichaltrige) oder andere Situationen, die für die Jugendlichen nicht eindeutig lösbar erscheinen (z. B. berufliche Orientierung nach dem Schulabschluss). Die Problematik besteht für die meisten Menschen mit ADHS in solchen Situationen häufig darin, dass es ihnen extrem schwerfällt, sich bei mehreren Handlungsalternativen und Entscheidungsmöglichkeiten für eine Lösung zu ent-

Gedankenbezogene Skills	Körperbezogene Skills
• Hirn-Flic-Flacs: z.B. von 100 immer 7 abziehen, 8 Tiere aufzählen, die mit A beginnen, für jeden Buchstaben des Alphabets ein Land finden ... • an das Pro & Kontra denken: langfristige negative Auswirkungen, Belohnung nach Bewältigung	• Atmung: einatmen – bis 5 zählen – ausatmen, beliebig oft wiederholen • Muskelentspannung: abwechselnd langsam anspannen und entspannen
Sinnesbezogene Skills	**Handlungsbezogene Skills**
• Sich selbst beruhigen mit Hilfe der 5 Sinne: achtsam und bewusst • anschauen und beobachten (z.B. Aquarium, Wolken am Himmel, Feuer) • hören (z.B. Lieblingsmusik, Regen, Meditation) • essen (z.B. kräftige Bonbons, Crisp-Schokolade) oder trinken (z.B. Tee) • spüren (z.B. über Kleidung/Tier streicheln) • riechen (z.B. Parfum, Blumen)	• Aktivitäten • sich ablenken • jemanden anrufen • Sport machen • ...

Abbildung 6: Stressbewältigungs-Skills je nach Zugangskanal

scheiden, da sie die optimale Lösung suchen. Sie neigen deshalb dazu, Entscheidungen zu vermeiden oder aufzuschieben.

Eine der wichtigsten Strategien zur Stressreduzierung in diesen Situationen stellt deshalb das Problemlösetraining dar (nach D'Zurilla & Goldfried, 1971; Einsatz bei diversen Erkrankungen wie z.B. bei der Behandlung von Essstörungen bei Legenbauer & Vocks, 2014). Hierbei wird den Jugendlichen ein strukturiertes Vorgehen vermittelt, wie sie solche Situationen mit verschiedenen Handlungsalternativen erfolgreich bewältigen können. Indem sie erleben, dass sie sich entscheiden können und mit ihren Entscheidungen aktiv Einfluss auf Situationen nehmen und diese bewältigen können, wird das Stresserleben deutlich reduziert.

Im vorliegenden Training ist das Problemlösen in 5 Schritte unterteilt (s. *Arbeitsblatt E8: Die 5 Stufen des Problemlösens*). Es werden zunächst die *Entscheidungen gesammelt*, die dem Jugendlichen in letzter Zeit schwergefallen sind. Hier können auch aktuelle Probleme aufgenommen werden, bei denen er sich unsicher ist, wie er sich verhalten soll. Anschließend werden die 5 Stufen des Problemlösens *inhaltlich besprochen*.

Die 5 Stufen des Problemlösens

1. **Was ist das Problem?**
   Das Problem wird in kurzen Worten konkret beschrieben (z.B. „Ich weiß nicht, wie ich mich meinem Mitschüler gegenüber verhalten soll, der mich immer wieder provoziert.“).
2. **Welche Möglichkeiten habe ich, um das Problem zu lösen?**
   Es werden alle möglichen Reaktionen notiert, unabhängig davon, ob diese als günstig oder durchführbar eingeschätzt werden. Ziel ist es, möglichst viele Verhaltensoptionen zu sammeln, die dem Jugendlichen zur Verfügung stehen.
   Im Anschluss werden alle gesammelten Lösungsmöglichkeiten bewertet: Welche Konsequenzen hätte die jeweilige Lösung (Vor- und Nachteile)?
3. **Welche Lösung erscheint mir am günstigsten?**
   Die Lösung mit den meisten Vorteilen und den wenigsten Nachteilen, die für den Jugendlichen auch realistisch umsetzbar ist und am hilfreichsten erscheint, wird gewählt.

4. **Wie kann ich meine gewählte Lösung am besten umsetzen?**
   Wichtig ist dabei, dass die Umsetzung so konkret und realistisch wie möglich vorbesprochen wird. Eventuell kann bei der Umsetzung auch die Salami-Taktik aus *Modul A* helfen.
5. **Hat die Umsetzung geklappt?**
   Nachdem die gewählte Lösung umgesetzt wurde, wird überprüft, ob diese auch zu dem gewünschten Ziel geführt hat.
   Wichtig: Hier ist auch Flexibilität gefragt! Falls die gewählte Lösung noch nicht zielführend war, muss gegebenenfalls erneut abgewogen und eine andere Lösung ausprobiert werden.

Nach der inhaltlichen Besprechung der Stufen des Problemlösens wird anhand einer der von dem Jugendlichen geschilderten Situationen gemeinsam die *konkrete Umsetzung der 5 Arbeitsschritte* erarbeitet (*Arbeitsblatt E9: Anwendung der 5 Stufen des Problemlösens*).

Aufgabe der Woche

Als Aufgabe der Woche überlegt der Jugendliche sich eine Situation, bei der er unsicher ist, wie er sich verhalten soll *(Arbeitsblatt E11: Aufgabe der Woche (Einheit 2))*. Anhand dieser Situation werden die 5 Schritte des Problemlösens geübt (*Arbeitsblatt E9: Anwendung der 5 Stufen des Problemlösens*). Die Erfahrungen werden dann in der nächsten Therapiesitzung besprochen. Außerdem wählt er sich 2 Strategien zur Stressreduktion aus, die er weiter üben möchte.

Optional: Zusätzlich kann der Jugendliche zu Hause überlegen, was ihm Spaß macht und in der Regel gut aus schlechter Stimmung heraushilft. Alle diese Aktivitäten kann er auf dem *Arbeitsblatt E10: Meine Positiv-Liste* sammeln.

6.5.7 Modul F: Das Medikations-Modul – Den richtigen Umgang mit der ADHS-Medikation finden

Therapieeinheit F1	
Ziel der Einheit	Verständnis der Gründe für problematische Medikationseinnahme, Psychoedukation über Wirkungen und Wirkweise der Medikation
Inhalte	• Themenblock I: Gründe für mangelnde Compliance in Bezug auf die Medikation • Themenblock II: Psychoedukation zum Thema medikamentöse Behandlung • Aufgabe der Woche
Teilnehmer	Jugendlicher, Therapeut

Bei Kindern und Jugendlichen mit einer schweren und beeinträchtigenden ADHS-Symptomatik stellt die pharmakologische Behandlung gemäß der nationalen und internationalen Leitlinien die Therapieform der ersten Wahl dar. Insgesamt ist die Wirksamkeit der medikamentösen Behandlung der ADHS bei Kindern und Jugendlichen empirisch gut belegt (u.a. Faraone & Glatt, 2010; Hanwella, Senanayake & de Silva, 2011), jedoch zeigen etwa 20 % der jugendlichen Patienten keine oder eine unzureichende Behandlungsresponse. Dies ist multifaktoriell begründet: Neben der begrenzten Wirksamkeit von Psychostimulanzien bei Vorliegen komorbider Störungen (Riggs et al., 2011) spielt bei Jugendlichen eine mangelnde Medikamentencompliance häufig eine bedeutsame Rolle (Robb & Findling, 2013; McCarthy, 2014). Die jugendlichen Patienten stehen oft der pharmakologischen Behandlung kritisch gegenüber und nehmen die Medikation nicht oder nur unregelmäßig ein. Das kann auch in der ADHS-Symptomatik selbst begründet sein: Durch das Vergessen und die daraus resultierende Unregelmäßigkeit der Einnahme wird abhängig vom eingesetzten Präparat die Entfaltung der optimalen Wirkung verhindert. Das Ausbleiben der Wirkung kann bei den Jugendlichen zu einer weiteren Verringerung der Compliance zur Einnahme führen.

Themenblock I: Gründe für mangelnde Compliance in Bezug auf die Medikation

Obwohl hier bedeutsame Schwierigkeiten für Jugendliche mit ADHS liegen können, ist bei diesem Modul im Vergleich zu anderen Themenschwerpunkten eine eher gering ausgeprägte intrinsische Motivation zu erwarten.

Um ein konstruktives Arbeiten zu ermöglichen, ist es vor allem bei dieser Thematik entscheidend, den Jugendlichen in seinen individuellen Bedenken ernst zu nehmen und zu validieren. Es ist sehr gut nachzuvollziehen, Bedenken bezüglich einer konstanten Medikation zu haben. Im Jugendalter möchte man nicht mehr als Kind behandelt werden, und es ist verständlich, dass man ein Recht zum Mitentscheiden einfordert. Das Medikations-Modul wurde im Basismodul (Basiseinheit 2) gemeinsam ausgewählt, weil die Medikation, die zur Behandlung der ADHS verschrieben wurde, Schwierigkeiten bereitet. Der Therapeut kann positiv werten, dass der Jugendliche sich Gedanken macht und bereit ist, über das Thema Medikation im Rahmen der Therapie zu sprechen. Der Therapeut kann weiterhin die hier gewährte Autonomie des Jugendlichen betonen: Die Sitzungen finden ohne Eltern statt, damit der Jugendliche selbst zu einer durchdachten Entscheidung gelangen kann.

Die Exploration der individuellen Gründe hinter den Schwierigkeiten der Medikationseinnahme sollten mit einer offenen Frage durch den Therapeuten begonnen werden. Abhängig von der Introspektionsfähigkeit des Jugendlichen und seiner Motivation zur Teilnahme an diesem Modul kann es hilfreich bzw. notwendig sein, im Falle unzureichender spontaner Information die häufigsten Faktoren bei mangelnder Compliance abzufragen. Ein detailliertes Verständnis der Beweggründe ist für die Herstellung von Veränderungsmotivation unerlässlich. Diese Informationen dienen als Grundlage für die Schwerpunktsetzung in der Therapieeinheit F2. Zur Orientierung können die „Leitfragen zur Exploration möglicher Gründe für die Complianceproblematik“ herangezogen werden. Die Bedenken des Jugendlichen können auf der Kontra-Seite von *Arbeitsblatt F1: Pro-und-Kontra-Liste* festgehalten werden.

Leitfragen zur Exploration möglicher Gründe für die Complianceproblematik

Allgemeine Informationen zur Medikation
- Welche Medikation nimmst du zurzeit zur Behandlung der ADHS ein?
- Seit wann bekommst du die Medikation? Hast du die Medikation anfangs regelmäßig eingenommen? Seit wann ist das schwierig?

Offene Frage
Was ist das Problem aus deiner Sicht?

Symptombedingte Gründe
Vergisst du öfter, das Medikament zu nehmen, obwohl du es eigentlich willst?

Nebenwirkungen und gesundheitliche Bedenken
- Gibt es unerwünschte Wirkungen der Medikation?
- Wurde das Medikament mehrfach gewechselt, weil du es nicht vertragen hast?
  (Folge: Frustration, Angst vor weiteren Nebenwirkungen, Überzeugung, dass Medikation nicht helfen kann)
- Oder hast du Bedenken, dass (später) Nebenwirkungen auftreten könnten, von denen man jetzt noch nichts weiß oder die dir dein Arzt verschweigt?
- Machst du dir Sorgen, dass du von dem Medikament abhängig wirst, weil es eine „Droge" ist?

Fehlende Überzeugung von der Wirksamkeit und unrealistische Erwartungen
- Glaubst du, dass dir eine Medikation grundsätzlich helfen könnte, zukünftig weniger Probleme mit der ADHS-Symptomatik zu haben?
- Wenn es eine Zeit gab, in der du die Medikamente regelmäßig eingenommen hast, hast du hier eine positive Wirkung z.B. auf deine Aufmerksamkeit und Konzentration bemerkt? In welchen Situationen ist dir das aufgefallen (z.B. Schule/Hausaufgaben)?
- Hattest du dir von der Medikation mehr erhofft und deine Erwartungen wurden enttäuscht?

Autonomiebestreben und Informationen zur Medikation
- Wer hat dich über die Gründe für die Medikation, die erhoffte Wirkung und die Wirkweise des Präparats aufgeklärt? Hast du das Gefühl, dass du genügend Informationen bekommen hast und deine Fragen ernstgenommen und zufriedenstellend beantwortet worden sind?
- Gibt es zu Hause häufig Streit über die Medikation, z.B. weil deine Eltern wollen, dass du die Medikamente einnimmst, du selbst das aber nicht möchtest?
  (Exploration: Ist die Verweigerung Teil eines generellen oppositionellen Verhaltens gegenüber den Eltern?)

Selbstbild und negatives Feedback von Mitmenschen
- Schämst du dich, dass du die Tabletten nehmen musst?
- Kriegst du „dumme Sprüche" ab, weil du Medikamente nehmen musst?
- Haben wichtige Bezugspersonen eine negative Einstellung zur Medikation?

Themenblock II: Psychoedukation zum Thema medikamentöse Behandlung

Um eine hohe Compliance bei Jugendlichen auf Basis einer freiwilligen Entscheidung zu ermöglichen, müssen die Jugendlichen Experten für ihre Erkrankung einschließlich der medikamentösen Behandlung sein. Die zentrale Frage, die zunächst geklärt sein muss, lautet: Weißt du, warum du die Medikation nehmen sollst und wie sie wirken bzw. dir helfen soll?

Studien konnten zeigen, dass die Medikationsadhärenz bei Patienten und Familien am höchsten ist, wenn die ADHS als medizinische Erkrankung mit dem Bedarf nach einer biologischen Intervention verstanden wird. Daher ist es in diesem Therapieabschnitt wichtig Folgendes zu vermitteln:

> ADHS ist eine neurobiologische Erkrankung, die ab einem gewissen Schweregrad eine medikamentöse Unterstützung erfordert, um dem Gehirn das richtige Arbeiten zu ermöglichen.

Um den Jugendlichen ein grundlegendes Verständnis der Wirkweise der Medikation zu vermitteln, werden zunächst die neurobiologischen Grundlagen der ADHS besprochen *(Arbeitsblatt F2: Die Signalübertragung im Gehirn)*. Am Schaubild einer Synapse wird die Signalweiterleitung im Gehirn vorgestellt und die Entstehung der ADHS-Symptomatik als „Signalweiterleitungsstörung" erklärt. Ein Botenstoff (hier z.B. Dopamin) wird von einer Nervenzelle in den synaptischen Spalt freigesetzt. Er wird an der postsynaptischen Membran der gegenüberliegenden Nervenzelle an speziellen Rezeptoren aufgenommen und überträgt so Informationen von einer Zelle zur anderen. Bei ADHS ist die Informationsweiterleitung vor allem in Regionen gestört, die für Planung, Motivation (Belohnungssystem), Organisation und Steuerung von (Bewegungs-)Abläufen zuständig sind. Durch eine zu geringe Verfügbarkeit oder eine schlechte Balance z. B. des Dopamins werden diese Prozesse behindert, so dass letztlich weniger Kontrolle über Verhalten und Emotionen besteht. Diese Veränderungen der neuronalen Signalübertragung erzeugen schließlich auf Verhaltensebene die Symptome, die unter dem Begriff „ADHS" zusammengefasst werden. Eine Medikation normalisiert dieses Ungleichgewicht. Wenn Patienten gut auf die Medikamente ansprechen, können sie sich besser konzentrieren, lassen sich weniger ablenken und können sich besser strukturieren. Die motorische Unruhe nimmt ab und die Strukturierung im Alltag fällt leichter.

Drei Klassen von Medikamenten sind zur Behandlung der ADHS zugelassen – Psychostimulanzien (Methylphenidat und Amphetamin), Atomoxetin und Guanfacin:

- Alle zugelassenen Medikamente zur Behandlung der ADHS sorgen für größere Verfügbarkeit von wichtigen Botenstoffen in Gehirnregionen, die für die Steuerung von Verhalten zuständig sind.
- Alle Präparate haben eine positive Wirkung auf die ADHS-Symptomatik, schulische Leistungsfähigkeit und psychosoziale Belastungen.
- Es ist aktuell noch nicht möglich, vorherzusagen, welcher Patient auf welches Medikament gut anspricht. Daher müssen die verschiedenen Substanzen unter ärztlicher Aufsicht getestet und gegebenenfalls auf eine andere Substanzklasse ausgewichen werden. Die empfohlene Reihenfolge ist außer im Fall spezifischer Kontraindikationen: Methylphenidat → Amphetamin → Atomoxetin → (ggf. Guanfacin)

1) Psychostimulanzien

Aus der Kategorie der Psychostimulanzien, die unter das Betäubungsmittelgesetz fallen, werden die beiden gut untersuchten Wirkstoffe Methylphenidat und Amphetamin eingesetzt (s. Tab. 11; Gerlach, Mehler-Wex, Walitza, Warnke & Wewetzer, 2009). Die meisten ADHS-Patienten sprechen gut auf einen der beiden Wirkstoffe an.

2) Atomoxetin

Bei Atomoxetin handelt es sich von der Wirkweise her um einen Noradrenalin-Wiederaufnahme-Hemmer, der oft eine gute Behandlungsoption für Patienten darstellt, die nicht auf Stimulanzien ansprechen.

Tabelle 11: Psychostimulanzien zur Behandlung der ADHS

Wirkstoff	Methylphenidat	Amphetamin
Wirkung auf Botenstoffe	Methylphenidat hemmt die Wiederaufnahme des Botenstoffs Dopamin in die Präsynapse und erhöht so dessen Verfügbarkeit.	Amphetamin wirkt nicht nur auf Dopamin, sondern auch etwas auf Noradrenalin. Es verhindert die Wiederaufnahme dieser Botenstoffe in die Zelle und regt zudem deren Ausschüttung an. Seit 2014 ist auch Lisdexamphetamin für die Behandlung der ADHS ab 6 Jahren zugelassen, allerdings gilt dies nur bei vorangegangenem erfolglosen Behandlungsversuch mit Stimulanzien (Details bei Pennick, 2010).
Wirkungseintritt	Die Wirkung tritt nach der Einnahme sofort ein.	
Verfügbarkeit	kurzfristig oder längerfristig (Retard-Präparat) Bei Retard-Präparaten wird ein Teil des Wirkstoffs zeitverzögert freigesetzt, wodurch eine verlängerte Wirkungszeit erreicht wird, so dass oft eine Einmalgabe am Tag ausreichend ist.	
Halbwertszeit	Die Halbwertszeit der sofort verfügbaren Formulierungen beträgt 3–5 Stunden, daher lässt die Wirkung der Einmalgabe schnell nach.	
Rebound-Effekt	Vor allem zu Beginn der medikamentösen Behandlung und bei unregelmäßiger Einnahme kann es bei Nachlassen der Wirkung zu einer unangenehmen kurzfristigen Verstärkung der Symptomatik (Rebound-Effekt) kommen, was sich im Verlauf der Behandlung normalisiert.	
Unerwünschte Wirkungen	v. a. Appetitminderung, Schlafstörungen, Übelkeit Während der Eindosierung können v. a. bei zu hohen Dosen Unruhegefühl oder innere Anspannung (selten auch Antriebsminderung) auftreten, diese normalisieren sich meist mit Erreichen einer optimalen Dosierung.	

Er kann auch bei Patienten eingesetzt werden, bei denen das Risiko eines missbräuchlichen Substanzkonsums besteht. Atomoxetin wirkt im Gegensatz zu den Psychostimulanzien über den ganzen Tag und auch nachts. Im Jugendalter besteht damit der Vorteil einer langen Wirksamkeit auch über den normalen (Schul-)Alltag hinaus. Der Wirkstoff zeigt tendenziell weniger Nebenwirkungen, aber im Vergleich eine etwas geringere Wirkstärke als Stimulanzien. Zu beachten ist bei Atomoxetin der verzögerte Wirkungseintritt, d.h. dass hier im Gegensatz zu den schnell wirksamen Substanzen Methylphendiat und Amphetamin erst nach mehreren Wochen regelmäßiger Einnahme die volle Wirksamkeit erreicht wird. Daher kann die volle Wirkung erst nach etwa sechs Wochen beurteilt werden, weshalb vor allem hier eine zuverlässige und kontinuierliche Einnahme wichtig ist.

3) Guanfacin

Guanfacin ist ein relativ neuer Wirkstoff, der zur Behandlung der ADHS bei Kindern und Jugendlichen im Alter zwischen 6 und 17 Jahren eingesetzt werden kann. Bedingung ist, dass eine Behandlung mit Stimulanzien nicht in Frage kommt oder sich diese als unverträglich oder unwirksam erwiesen haben. Guanfacin gehört zu einer Gruppe von Medikamenten, die einen zu hohen Blutdruck senken können. Es wirkt sich daher u.a. auch dämpfend auf das psychovegetative Nervensystem aus und kann gerade zum Beginn der Behandlung zu Schwindel und Schläfrigkeit führen.

Der Therapeut bespricht ausführlich die Wirkweise der Medikation im Allgemeinen und die des vom Jugendlichen eingenommenen Präparates im Besonderen. Verständnisfragen sollten an dieser Stelle geklärt werden. Daran anknüpfend können in der Therapieeinheit F2 Bedenken wie z.B. Suchtpotenzial oder mangelnde Wirkung diskutiert und dem Jugendlichen so alle Informationen für eine Entscheidung zur Verfügung gestellt werden.

Aufgabe der Woche

Der Patient erhält die Aufgabe, bis zur nächsten Sitzung eine Pro-und-Kontra-Liste anzulegen und auf der Kontra-Seite die in der heutigen Stunde besprochenen Probleme im Zusammenhang mit der ADHS-Medikation möglichst konkret festzuhalten (*Arbeitsblatt F3: Aufgabe der Woche (Einheit 1)* und *Arbeitsblatt F1: Pro-und-Kontra-Liste*). Falls ihm Argumente für einen Medikationsversuch einfallen, kann auch die Pro-Seite schon gefüllt werden. Auf Grundlage diese Liste werden in der nächsten Stunde die Schwierigkeiten bearbeitet.

Therapieeinheit F2	
Ziel der Einheit	Vermittlung von Strategien zur Verbesserung der Regelmäßigkeit der Medikationseinnahme bei vorhandener Motivation; Bearbeitung von Ambivalenz gegenüber Medikation
Inhalte	• Themenblock III: Strategien zur Erhöhung der Regelmäßigkeit der Medikationseinnahme bei vorhandener Motivation • Themenblock IV: Bearbeitung von Ambivalenz gegenüber der Medikation • Themenblock V: Fazit und Entscheidung über Medikationsversuch • Aufgabe der Woche
Teilnehmer	Jugendlicher, Therapeut

Je nachdem, wo der Jugendliche in der Therapieeinheit F1 die Ursachen der Probleme mit der Medikationseinnahme sieht, werden Themenblock III oder die jeweils passenden Teile aus Themenblock IV durchgeführt.

Themenblock III: Strategien zur Erhöhung der Regelmäßigkeit der Medikationseinnahme bei vorhandener Motivation

Bei Jugendlichen, die grundsätzlich der Medikation gegenüber positiv eingestellt und von der Wirksamkeit bzw. Notwendigkeit überzeugt sind, können dennoch erkrankungsbedingte Schwierigkeiten bestehen. Ablenkbarkeit sowie Probleme bei Organisation und Planung behindern oft eine Regelmäßigkeit der Einnahme. Wird die Einnahme trotz fester Absicht vergessen, erarbeitet der Therapeut gemeinsam mit dem Jugendlichen mögliche Erinnerungshilfen, die ihn hier unterstützen können (*Arbeitsblatt F4: Erinnerungsstrategien für die regelmäßige Einnahme)*.

Beispiele für Erinnerungshilfen:

- Planen einer festen Uhrzeit für die Medikamenteneinnahme (bei den meisten Präparaten idealerweise morgens nach dem Frühstück; auf dem Arbeitsblatt F4 kann die Uhrzeit auch in das Ziffernblatt der Uhr eingezeichnet werden),
- fester Platz für die Medikation zu Hause,

- Anbringen einer Erinnerungshilfe z. B. am Badezimmerspiegel oder am Kühlschrank, die an die Einnahme der Medikation erinnern soll,
- Stellen eines Weckers (z. B. Handy) zur Erinnerung an die Einnahme,
- Medi-Box (mit Fächern für jeden Wochentag) nutzen,
- Medi-Tagebuch anlegen.

Themenblock IV: Bearbeitung von Ambivalenz gegenüber der Medikation

Je nachdem, welche Bedenken im Themenblock I geäußert wurden, kann der entsprechende Abschnitt hier im Themenblock IV bearbeitet werden:

- Erleben von bzw. Angst vor Nebenwirkungen oder gesundheitliche Bedenken
- Fehlende Überzeugung von der Wirksamkeit oder unrealistische Erwartungen
- Mangelnde Informationen zur Medikation oder Konflikt mit dem Autonomiebestreben
- Konflikt mit dem Selbstbild oder negatives Feedback von Mitmenschen

1) Erleben von bzw. Angst vor Nebenwirkungen oder gesundheitliche Bedenken

Gibt es unerwünschte Wirkungen der Medikation?

Wurde das Medikament mehrfach gewechselt, weil du es nicht vertragen hast? (Folge: Frustration, Angst vor weiteren Nebenwirkungen, Überzeugung, dass Medikation nicht helfen kann)

Oder hast du Bedenken, dass (später) Nebenwirkungen auftreten könnten, von denen man jetzt noch nichts weiß oder die dir dein Arzt verschweigt?

Obwohl die zugelassenen Präparate zur Behandlung der ADHS eine meist gute Verträglichkeit aufweisen, sind unerwünschte Nebenwirkungen vor allem zu Beginn der Behandlung möglich. Um die Ambivalenz des Patienten aufzulösen, ist es hier Aufgabe des Therapeuten, dem Patienten Informationen über Verlauf (und Bedeutung) der Nebenwirkungen zu geben. Außerdem sollte die Wichtigkeit einer engen Absprache mit dem behandelnden Arzt zur Identifizierung der individuell besten Medikationslösung hinsichtlich des Wirkstoffs und der Dosis betont werden. Zu den häufigsten Nebenwirkungen gehören Appetitminderung, Schlafstörungen, Magenbeschwerden, Herzrasen oder Kopfschmerzen. Häufig treten diese Nebenwirkungen nur zu Beginn der Medikation auf und verschwinden im Verlauf von allein wieder. Wenn Nebenwirkungen länger andauern, muss eventuell das Medikament gewechselt werden. Daher ist der behandelnde Arzt auf den Patienten angewiesen, um optimal behandeln zu können: Nur durch eine regelmäßige und offene Besprechung der Verträglichkeit und der erlebten Nebenwirkungen kann dieser ein gutes Behandlungsregime erstellen. Da es bis jetzt keine Prädiktoren gibt, welcher Patient auf welches Medikament gut anspricht, ist das Ausprobieren verschiedener Präparate leider oft unerlässlich und bedeutet nicht, dass der Arzt nicht kompetent ist oder einem Patienten gar nichts helfen kann.

Machst du dir Sorgen, dass du von dem Medikament abhängig wirst, weil es eine „Droge" ist?

Vor allem die Medikation mit Psychostimulanzien wird in den Medien kritisch betrachtet und teilweise gravierend falsch dargestellt, z. B. als „Ruhigstellen" von lebhaften Kindern unter dem „Deckmantel der erfundenen Modekrankheit ADHS". Amphetaminpräparate können unter Umständen durch die begriffliche Verwandtschaft mit „Aufputsch- und Dopingmitteln" trotz anderer Wirkweise negativ besetzt sein. Aufgrund dieser Informationen verbinden einige Patienten speziell mit Psychostimulanzien die Vorstellung, es handle sich um unnötige und potenziell schädliche „Drogen", die abhängig machen. Der Therapeut kann hier unterstützen, indem er Informationen zur Verfügung stellt und die Sorgen bezüglich der Gefahr einer Abhängigkeit entkräftet: Studien haben deutlich gezeigt, dass auch bei einer langfristigen und regelmäßigen Einnahme der Stimulanzienmedikation das Suchtrisiko nicht erhöht ist (Gerlach, 2002; Huss & Lehmkuhl, 2002), sondern im Gegenteil die adäquate pharmakologische Behandlung das bei ADHS-Patienten im Vergleich zur Normalbevölkerung erhöhte Risiko der Entwicklung einer Suchterkrankung tendenziell eher senkt. Bleibt die ADHS unbehandelt, greifen Patienten hingegen häufig zu Alkohol oder illegalen Drogen als Selbstmedikation, da sie sich unter dem Einfluss dieser Substanzen ruhiger und leistungsfähiger fühlen. Der Nachteil dieser Selbstmedikation besteht neben dem körperlichen Schaden und den unkalkulierbaren und bedeutsamen Nebenwirkungen vor allem in dem hier tatsächlich vorhandenen Abhängigkeitspotenzial. Zudem sollte nicht unerwähnt bleiben, dass auch eine Toleranzentwicklung bei den Medikamenten zur Behandlung der ADHS nicht besteht. Anders als z. B. bei verschiedenen Schmerzmedikamenten muss die Dosis im Verlauf einer regelmäßigen Behandlung nicht aufgrund einer Gewöhnung an das Medikament immer weiter erhöht werden.

2) Fehlende Überzeugung von der Wirksamkeit oder unrealistische Erwartungen

Glaubst du, dass dir eine Medikation grundsätzlich helfen könnte, zukünftig weniger Probleme mit der ADHS-Symptomatik zu haben?

Wenn es eine Zeit gab, in der du die Medikamente regelmäßig eingenommen hast, hast du hier eine positive Wirkung z. B. auf deine Aufmerksamkeit und Konzentration bemerkt?

Der Therapeut exploriert, wie es bei dem Jugendlichen zu diesem Mangel an Vertrauen in die Wirksamkeit der Medikation kam. Hat es zu einem früheren Zeitpunkt einen Medikationsversuch gegeben und der Jugendliche dabei keine positive Wirkung auf seine ADHS-Symptomatik bemerkt? Hat der Patient seine Medikamente von Beginn an eher unregelmäßig genommen, so dass er gar nicht über einen längeren Zeitraum feststellen konnte, ob ihm die Medikamente helfen? Der Therapeut erläutert die Notwendigkeit des Austestens verschiedener Substanzen sowie der regelmäßigen Einnahme zur vollen Wirkentfaltung.

Hattest du dir von der Medikation mehr erhofft und deine Erwartungen wurden enttäuscht?

Eventuell hat der Patient auch unrealistische Erwartungen an die Medikamente. Der Therapeut sollte an dieser Stelle ausführlich die Möglichkeiten und Grenzen der Medikation erläutern, um die Ausbildung realistischer Erwartungen zu fördern. Eine medikamentöse Behandlung bei ADHS wird nie alle Schwierigkeiten und Probleme beseitigen können, die in Verbindung mit der ADHS-Symptomatik auftreten. Häufig bleibt trotz einer guten Wirkung der Medikation eine Restsymptomatik bestehen. Auch die sozialen Beziehungen, die durch die Symptomatik Schaden genommen haben, brauchen Zeit und Anstrengung durch den Jugendlichen, um sich zu normalisieren.

3) Mangelnde Informationen zur Medikation oder Konflikt mit dem Autonomiebestreben

Wer hat dich über die Gründe für die Medikation, die erhoffte Wirkung und die Wirkweise des Präparats aufgeklärt? Hast du das Gefühl, dass du genügend Informationen bekommen hast und deine Fragen ernstgenommen und zufriedenstellend beantwortet worden sind?

Viele Patienten haben bisher im Rahmen ihrer Behandlung nicht ausreichend Informationen über das Störungsbild „ADHS" und die Wirkweise bzw. Rationale der Medikation erhalten. Sie fühlen sich bei den Behandlungsentscheidungen übergangen und stehen häufig auch aufgrund mangelnder Information der Medikation kritisch gegenüber. Dieser Punkt wurde bereits in der Therapieeinheit F1 (Themenblock II: Psychoedukation zum Thema medikamentöse Behandlung) behandelt.

Gibt es zu Hause häufig Streit über die Medikation, z. B. weil deine Eltern wollen, dass du die Medikamente einnimmst, du selbst das aber nicht möchtest? (Exploration: Ist die Verweigerung Teil eines generellen oppositionellen Verhaltens gegenüber den Eltern?)

Wird die Medikation nicht aus spezifischen Sorgen abgelehnt, sondern primär, weil die Eltern diese befürworten, dienen ausführliche Informationen und die gemeinsame Besprechung der individuellen Vorteile der medikamentösen Unterstützung sowie die Herausarbeitung der Nachteile eines Verzichts auf diese Unterstützung dazu, dass der Jugendliche im Idealfall zu einer eigenen Entscheidung für die Medikation gelangt. Weiterhin empfiehlt es sich in diesem Fall, die familiendynamischen Probleme zu bearbeiten, die sich in der Interaktion mit den Eltern zeigen *(Modul H: Verbesserung der familiären Kommunikation)*.

4) Konflikt mit dem Selbstbild oder negatives Feedback von Mitmenschen

Der Jugendliche hat ein negatives Selbstbild basierend auf der ADHS-Erkrankung und der Notwendigkeit einer medikamentösen Behandlung.

Ein insgesamt negatives Selbstbild der Jugendlichen kann unter Umständen eine geringe Medikamentencompliance zur Folge haben. Sie fühlen sich durch ihre ADHS-Erkrankung stigmatisiert („Ich bin nicht normal.", „Ich kriege nichts auf die Reihe und wenn, dann nur mit Pillen.") und haben die Erfahrung gemacht, dass sie vor allem bei Fehlverhalten auf ihre Medikation angesprochen werden („Da hast du bestimmt wieder mal deine Tabletten nicht genommen."). Die Medikation ist bei diesen Patienten deshalb überwiegend mit negativen Rückmeldungen und Fehlverhalten verbunden. Durch Verweigerung der Medikation kann die Auseinandersetzung mit dem negativen Selbstbild und den Einschränkungen durch ihre ADHS-Symptomatik vermieden werden. Der Therapeut kann hier auf das individuelle Störungsmodell aus der *Basiseinheit 1* zurückgreifen und anhand der Materialien gemeinsam mit dem Jugendlichen erarbeiten, dass ein Nicht-Wahrhaben-Wollen bzw. Verdrängen der Symptome nicht zu Verbesserungen oder Veränderungen bei den berichteten Schwierigkeiten führen wird. Die bewusste Auseinandersetzung mit den Schwierigkeiten und eine individuelle Zusammenstellung konkreter Lösungsstrategien verleiht dem Jugendlichen im Rahmen des Selbstmanagementansatzes die Möglichkeit, Verbesserungen seiner Situation aktiv herbeizuführen.

Schämst du dich, dass du die Tabletten nehmen musst?

Kriegst du „dumme Sprüche" ab, weil du Medikamente nehmen musst?

Vor allem im Jugendalter gewinnen soziale Akzeptanz und Außenwirkung an Bedeutung. Daher kann die Sorge, ausgelacht oder ausgegrenzt zu werden, wenn z. B. Gleichaltrige erfahren, dass man aufgrund der ADHS-Symptomatik Medikamente nehmen muss („Du bist doch ein Psycho."), nachvollziehbar zu einer Ablehnung der Medikation führen. Im Dialog mit dem Jugendlichen thematisiert der Therapeut die aktuellen bereits bestehenden Schwierigkeiten der Beziehungsgestaltung auf Grundlage der ADHS-Symptomatik. Darauf aufbauend wird erörtert, inwiefern durch die Medikation die Möglichkeit besteht, die sozialen Beziehungen durch die erhöhte Handlungs- und Impulssteuerung zu verbessern. Es wird anschließend abgewogen, welcher Weg (mit bzw. ohne medikamentöse Unterstützung) bessere Chancen bietet, mit Gleichaltrigen besser klarzukommen. Gegebenenfalls müssen auch negative Einstellungen wichtiger Bezugspersonen thematisiert werden.

Themenblock V: Fazit und Entscheidung über Medikationsversuch

Wenn sowohl der Jugendliche als auch der Therapeut die Bedenken und Vorbehalte gegenüber der Medikation differenziert betrachtet haben, ist der nächste Schritt die Vervollständigung der Pro-und-Kontra-Liste. Nachdem der Jugendliche bestätigt, dass die Kontra-Seite komplett ausgefüllt ist, werden für jeden Kontra-Punkt die in dieser Stunde erarbeiteten Gegenargumente auf der Pro-Seite ergänzt. An dieser Stelle sollte die Gelegenheit genutzt werden, fortbestehende bzw. noch unzureichend geklärte Bedenken zu thematisieren und gemeinsam zu überlegen, welche Argumente die Annahmen des Jugendlichen stützen und was dagegenspricht.

Es wird auf Basis der Übersicht in der Pro-und-Kontra-Liste ein gemeinsames Fazit gezogen. Dabei ist es wichtig, den Jugendlichen nicht zur Medikationseinnahme zu überreden, indem Argumente von außen vorgegeben werden, sondern positive Ansätze des Jugendlichen der Medikation gegenüber bewusst zu verstärken, indem z. B. Widersprüche zwischen der aktuellen Lebenssituation ohne Medikation (mit der Beeinträchtigung durch die ADHS-Symptomatik) und den individuellen Zielen des Jugendlichen (z. B. beruflicher Erfolg, Schulabschluss) aufgezeigt werden (siehe dazu auch Grundlagen der motivierenden Gesprächsführung in *Modul G*).

Dabei können folgende Leitfragen hilfreich sein:

Was hast du dir konkret für die nächsten Monate vorgenommen?

Wie stellst du dir dein Leben in z. B. 5 Jahren vor? Was möchtest du bis dahin erreicht haben?

Glaubst du, dass du deine Ziele gut erreichen kannst, wenn du alles so lässt wie bisher?

Was spricht dafür, alles so zu belassen?

Was könnte schwierig dabei werden?

Was würde sich in deinem Leben verändern, wenn du dich durch die ADHS-Symptomatik weniger beeinträchtigt fühlen würdest?

Abschließend entscheidet der Jugendliche anhand der Pro-und-Kontra-Liste, ob er sich vorstellen kann, im Rahmen der Therapie die Medikation regelmäßig einzunehmen und dadurch im Verlauf beobachten zu können, ob er diese als hilfreich erlebt und auch nach Therapieende regelmäßig weiternehmen möchte.

Aufgabe der Woche

Bei Jugendlichen, die häufig ihre Medikationseinnahme vergessen, besteht die Aufgabe der Woche darin, aus den besprochenen Strategien zur Verbesserung der Regelmäßigkeit der Medikamenteneinnahme mindestens zwei Strategien auszuwählen, die sie in der nächsten Woche üben möchten *(Arbeitsblatt F5: Aufgabe der Woche (Einheit 2))*.

Für Patienten, die einer Medikation weiterhin kritisch gegenüberstehen, besteht die Aufgabe der Woche darin, sich anhand der Pro-und-Kontra-Liste *(Arbeitsblatt F1)* nochmals in Ruhe mit den individuellen Vorbehalten und möglichen Vorteilen einer Medikation auseinanderzusetzen und zu überlegen, ob ein „Behandlungsexperiment“ (d.h. bei regelmäßiger Einnahme für den Zeitraum der Therapie die Wirkung kritisch beobachten und „Daten“ sammeln) im Rahmen der Therapie für sie in Frage kommt. In diesem Fall wird in der nächsten Einheit das weitere Vorgehen besprochen (z.B. Vereinbarung eines ärztlichen Beratungsgesprächs).

Ist bereits eine Medikation verordnet und der Jugendliche schon jetzt bereit, sich auf das „Behandlungsexperiment“ einzulassen, kann dieses auch gleich begonnen werden.

Wird das Experiment durchgeführt, sollte der Jugendliche auf dem zugehörigen Protokollblatt *(Arbeitsblatt F6: Protokollbogen „Behandlungsexperiment“)* die Einnahme und die Wirkung frei dokumentieren.

6.5.8 Modul G: Die Suche nach dem Kick

Ziel des Moduls	Stärkung des Problembewusstseins im Hinblick auf die Gefahr einer Abhängigkeitsentwicklung bei bestehendem Suchtrisiko
Zielgruppe	• Jugendliche, bei denen aufgrund eines übermäßigen Konsums bestimmter psychotroper Substanzen (z. B. Alkohol, Marihuana, Nikotin) von einem zumindest missbräuchlichen Konsum mit Gefahr einer Abhängigkeitsentwicklung ausgegangen werden muss. Dieses Modul richtet sich *nicht* an Patienten, bei denen bereits eine Substanzabhängigkeit besteht. Bei diesen Patienten ist eine intensive spezielle Suchtbehandlung indiziert, was im Rahmen der vorliegenden Kurzzeitintervention nicht geleistet werden kann. • Altersbereich: Das Modul richtet sich primär an ältere Jugendliche ab 16 Jahren, bei denen z. B. der Konsum geringfügiger Mengen Alkohol noch toleriert werden kann, sowie Jugendliche zwischen 14 und 16 Jahren, für die laut Jugendschutzgesetz der Konsum geringer Mengen Alkohol (z. B. Bier) in Anwesenheit einer sorgeberechtigten Person gestattet ist. Für Jugendliche unter 14 Jahren ist der Konsum von Alkohol nicht erlaubt. Für diese Altersgruppe gibt es am Ende des Moduls einen Abschnitt, der die Schaffung eines Problembewusstseins und die Unterstützung bei der Akzeptanz eines vollständigen Konsumverbots zum Ziel hat.

Exkurs: Motivierende Gesprächsführung als Methode

Die motivierende Gesprächsführung (Miller, 1983; Naar-King & Suarez, 2012) wurde für die Behandlung von Suchterkrankungen entwickelt und unterstützt den Therapeuten beim Umgang mit Patienten, die Widerstand zeigen oder ihre Suchtproblematik verleugnen. Wesentlicher Bestandteil der Therapie ist der Aufbau einer tragfähigen und konstruktiven therapeutischen Beziehung. Ein zentraler Grundsatz ist hierbei das nicht-direktive Auftreten des Therapeuten. An keinem Punkt versucht der Therapeut, den Patienten zur Veränderung zu überreden, da dies eine Erhöhung des Widerstandes und eine kategorische Ablehnung von Veränderung begünstigt. Vielmehr begleitet der Therapeut den Jugendliche als „Lotse" und stärkt die intrinsische Motivation durch eine Aktivierung der Argumente für eine Veränderung und das Wecken des persönlichen Interesses des Jugendlichen, sich auch über die Therapie hinaus um Veränderungen bzw. eine kritische Sichtweise auf seinen Substanzkonsum zu bemühen. Viele Jugendliche sind ambivalent bezüglich ihres Konsums, oder zeigen eine geringe Veränderungsbereitschaft. Voraussetzung für die Erarbeitung und Anwendung von konkreten Strategien zur Substanzreduktion ist jedoch das Commitment des Jugendlichen, d. h. eine Übereinkunft zwischen Jugendlichem und Therapeuten, dass eine Verhaltensänderung sinnvoll und vom Jugendlichen selbst gewünscht ist. Daher sollte ausreichend Zeit darauf verwendet werden, dieses Commitment herzustellen. Im Folgenden sind die Grundsätze der motivierenden Gesprächsführung dargestellt:

1. *Empathie* im Gespräch zeigen.
2. *Erkennen und Aufgreifen von Widerstand*, z. B. durch Innehalten zur genauen Analyse (z. B. Widerstand basiert auf einseitiger Konzentration auf Aspekte gegen eine Veränderung). Ziel ist es nicht, den Patienten durch Argumente zu überzeugen, sondern Verständnis für seine Haltung auszudrücken und die persönliche Entscheidungsfreiheit zu betonen.
3. *Aufzeigen von Diskrepanzen* zwischen den eigentlichen Werten und Zielen des Jugendlichen und dem aktuellen Verhalten ohne einseitige Bewertung („Drogen sind schlecht."). Entscheidend sind hierbei die Werte und Ziele des Jugendlichen, unabhängig davon, welche der Therapeut als angemessen erachtet.
   Z. B. Ziel = beruflicher Erfolg; aktuelles Verhalten = Passivität und übermäßiger Konsum von Alkohol oder Marihuana, kein Engagement für die Schule
4. Gemeinsame Diskussion von *Pro und Kontra* einer Verhaltensänderung zur Erzeugung von Veränderungsmotivation.
5. Aufgreifen der Schwierigkeiten beim Benennen von Argumenten für eine Veränderung (z. B. „Du bist also im Moment gar nicht sicher, ob es überhaupt Gründe gibt, etwas zu verändern.") und Bitte um *Erlaubnis* zur Erteilung von *Ratschlägen*, wenn es dem Jugendlichen schwerfällt, eigene Gründe für eine Verhaltensänderung zu finden.
6. Stärkung der *Selbstwirksamkeit* des Jugendlichen, indem adäquat auf individuelle Stärken hingewiesen wird („Ich sehe, dass du dir viele Gedanken um deine Zukunft machst.", „Nach dem, was du mir erzählt hast, habe ich den Eindruck, dass du etwas durchziehst, wenn dir etwas wirklich wichtig ist. Wenn du dich entschließt, deinen Konsum zu verändern, dann wirst du es auch durchziehen."). Die Überzeugung, selbst keine Veränderung herbeiführen zu können („Ich kriege es doch eh' nicht hin, weniger zu trinken, wenn ich mit meinen Freunden unterwegs bin!"), führt zu Blockaden, Frustration und letztendlich zu einem Motivationsverlust. Das Gefühl von Kompetenz und

Selbstwirksamkeit hingegen fördert Anstrengungsbereitschaft und Einsatz für eine Veränderung.

7. Bei Vorhandensein einer Veränderungsbereitschaft werden konkrete Strategien zur Umsetzung erarbeitet. Fällt es dem Jugendlichen schwer, eigene Ideen zu entwickeln, kann auch hier um Erlaubnis zur Erteilung von Ratschlägen gebeten werden („Ich hätte ein paar Ideen, wenn du möchtest, können wir sie besprechen. ... Es könnte dir zum Beispiel helfen, Folgendes auszuprobieren: ...").

Therapieeinheit G1	
Ziel der Einheit	Schaffung von Veränderungsbereitschaft
Inhalte	• Themenblock I: Anamnese des Substanzkonsums und Schaffen einer Veränderungsbereitschaft • Aufgabe der Woche
Teilnehmer	Jugendlicher, Therapeut

Themenblock I: Anamnese des Substanzkonsums und Schaffen einer Veränderungsbereitschaft

Aufbauend auf den vorliegenden Informationen zum Substanzkonsum aus dem Basismodul, auf dessen Grundlage die Auswahl dieses Moduls erfolgte, werden zunächst die genauen Hinter- und Beweggründe des missbräuchlichen Konsums eruiert. Dabei können folgende Fragen herangezogen werden:

Wie häufig und wieviel wurde in den letzten 60 Tagen konsumiert?

Wie viel Geld wurde dafür ausgegeben?

Wie viel Zeit wurde insgesamt für den Konsum verwendet?

Wurden durch den Konsum bereits Tätigkeiten vernachlässigt (z. B. schulische Pflichten, Hobbys)?

Fand in der Vergangenheit bereits eine Beratung hinsichtlich des Substanzkonsums statt?

Zur Erkundung der Motivationslage werden zunächst die für den Jugendlichen zutreffenden positiven und negativen Aspekte des Konsums zusammengetragen *(Arbeitsblatt G1: Pro-und-Kontra-Liste)*. Dabei sollten möglichst offene Fragen gestellt werden und der Jugendliche ohne Bewertung durch den Therapeuten zum Einbringen möglichst vieler Pro- und Kontra-Argumente ermutigt werden. Es wird zwischen kurzfristigen und langfristigen Gründen unterschieden. Beispiele hierfür sind in Tabelle 12 zu finden.

Während die kurzfristig positiven Konsequenzen aufrechterhaltend für das Problemverhalten wirken, entsteht Veränderungsmotivation aus den langfristigen Argumenten gegen den Konsum, daher sollte hierauf besonders viel Zeit bei der Exploration und Vervollständigung verwendet werden. Hier ist zu beachten, dass der Konsum bestimmter Substanzen häufig mit riskanten Verhaltensweisen verbunden ist (z. B. Mutproben unter Alkoholeinfluss). Der Therapeut erfragt, welche riskanten Verhaltensweisen der Jugendliche unter Substanzeinfluss von sich kennt und welche Einstellung er zu diesen Verhaltensweisen hat. Es sollte an dieser Stelle auch thematisiert werden, was die schlimmste mögliche Konsequenz einer Beibehaltung dieses Risikoverhaltens sein könnte.

Anschließend ist das Umfeld des Jugendlichen Thema: Welche Einstellung haben Freunde und Familie zum Substanzkonsum? Sehen sie das Gefahrenpotenzial oder halten sie den Konsum für unproblematisch? Daran anknüpfend kann diskutiert werden, wie sich deren Überzeugungen auf das Konsumverhalten des Jugendlichen auswirken. Ist z. B. im Freundeskreis der Konsum verbreitet und wird sehr unkritisch bewertet, resultiert daraus wahrscheinlich eine ebenfalls deutlich unkritischere Haltung beim Jugendlichen, als wenn Freunde den Substanzkonsum eher ablehnen. Gleichzeitig kann ein dem Substanzkonsum gegenüber positiv eingestelltes Umfeld einen erschwerenden Faktor beim Ausstieg darstellen.

Die hier im Detail explorierte Motivation des Jugendlichen ist entscheidend für die nächsten Schritte:

→ Äußert der Jugendliche eine klare Motivation zur Verhaltensänderung, werden jetzt konkrete Strategien besprochen, wie schon ab der folgenden Woche der Substanzkonsum schrittweise vermindern werden kann. Es sollte vom Therapeuten darauf hingewiesen werden, dass ein abrupter Konsumstopp nicht sinnvoll und auch kaum erreichbar

Tabelle 12: Pro und Kontra zum Substanzkonsum

Pro (kurzfristig)	Kontra (kurzfristig)
• „Kick“ bzw. euphorisierende Wirkung der Substanz • Gefühl, dass Probleme des Alltags kurzfristig in den Hintergrund treten	• akute negative körperliche Folgen („Kater“) • fehlende Gefahreneinschätzung, Risikoverhalten
Pro (langfristig)	**Kontra (langfristig)**
	• Angst vor Verlust des Freundeskreises, wenn dort der Konsum einen zu hohen Stellenwert besitzt • Gefahr der Abhängigkeit mit schwerwiegenden körperlichen und psychischen Folgen

ist, um Frustrationserleben des Jugendlichen durch überhöhte Erwartungen vorzugreifen. Mit dem Jugendlichen wird ein für ihn realistisches Ziel hinsichtlich des Konsums vereinbart: Reicht eine Verminderung des Konsums aus oder ist es wichtig, den Konsum ganz zu beenden? Es wird eine schrittweise Reduktion des Konsums vorbesprochen. Die Strategien werden in der Therapieeinheit G2 ausführlich beschrieben, die in diesem Fall vorgezogen werden soll.

→ Verbleibt der Jugendliche in einem ambivalenten Zustand, kann an dieser Stelle seine Motivation und Veränderungsbereitschaft mittels „Change-Talk“ gezielt gestärkt werden, indem Argumente für eine Verhaltensänderung aktiviert werden:
  - Die Kontra-Argumente können aufgegriffen und gespiegelt werden („Der Gedanke, keinen Schulabschluss bekommen zu können, macht einem wirklich Angst.“).
  - Diskrepanzen zwischen den Wünschen und Zielen des Patienten und der aktuellen Situation können elaboriert werden, indem der Jugendliche sich z. B. seine Zukunft vorstellt, wenn er a) mit dem Substanzkonsum so weiterverfährt wie bisher, oder b) den Substanzkonsum reduziert. Ergänzen Sie mit dem Patienten nach dem „Change-Talk“ die Kontra-Liste auf *Arbeitsblatt G1: Pro-und-Kontra-Liste* mit Argumenten, die sie noch zusätzlich gemeinsam erarbeitet haben.
  - Die Motivation des Patienten kann zusätzlich gesteigert werden durch die Besprechung der medizinischen Kriterien einer Substanzabhängigkeit und der gemeinsamen Überlegung, welche Kriterien bei dem Jugendlichen nach dessen Selbsteinschätzung aktuell bereits zutreffen (s. ICD-10-Kriterien schädlicher Gebrauch und Abhängigkeitssyndrom sowie *Arbeitsblatt G2: „Schädlicher Gebrauch“ und Abhängigkeit*). Dabei geht es nicht darum, eine gesicherte Diagnose zu stellen, sondern beim Patienten ein Problembewusstsein im Hinblick auf die Gefahr einer Abhängigkeitsentwicklung zu schaffen und aufzuzeigen, dass der Übergang zwischen schädlichem Gebrauch und einer Abhängigkeit häufig fließend ist.

ICD-10-Kriterien schädlicher Gebrauch (F1x.1) und Abhängigkeitssyndrom (F1x.2)

Als *schädlicher Gebrauch* ist nach ICD-10 jeder Substanzgebrauch definiert, der zu einer Schädigung der physischen oder psychischen Gesundheit führt.

Für die Diagnose eines *Abhängigkeitssyndroms* sind nach ICD-10 folgende Kriterien Voraussetzung (während des letzten Jahres waren 3 oder mehr Kriterien gleichzeitig vorhanden):

1. starkes, oft unüberwindbares Verlangen oder Zwang zum Konsum
2. Schwierigkeiten, die Einnahme hinsichtlich Beginn, Beendigung und Menge des Konsums zu kontrollieren
3. körperliche Entzugssymptome
4. Toleranzentwicklung: immer größerer Mengen nötig für gewünschte Wirkung
5. fortschreitende Vernachlässigung anderer Verpflichtungen, Aktivitäten oder Interessen (das Verlangen nach der Droge wird zum Lebensmittelpunkt)
6. fortdauernder Gebrauch der Substanz(en) wider besseres Wissen und trotz eintretender schädlicher Folgen.

Aufgabe der Woche

Der Patient erhält die Aufgabe, im Internet Informationen zur betreffenden Substanz zu sammeln und die Ergebnisse zur nächsten Therapiestunde mitzubringen *(Arbeitsblatt G3: Aufgabe der Woche (Einheit 1))*. Die Beschäftigung mit den langfristigen negativen Folgen des Substanzkonsums in Kombination mit der Einschätzung, inwiefern der eigene Konsum bereits deutlich über dem durchschnittlichen Konsum von Gleichaltrigen liegt, kann ebenfalls motivationssteigernd wirken.

Folgende Informationen können dabei relevant sein:
- Wirkungsweise der Substanz (z. B. wirkt kurzfristig euphorisierend)
- langfristige negative Folgen (körperliche, psychische und sozial-gesellschaftliche Folgen)
- Auswirkungen des substanzbedingten Risikoverhaltens (z. B. Verletzungsgefahr)
- Einschätzung, wie schnell oder wie stark die Substanz eine körperliche oder psychische Abhängigkeit erzeugt
- statistische Informationen: Wie viele Jugendliche konsumieren die Substanz? Wie ist der Vergleich zum eigenen Konsum?

Aufgrund der stark unterschiedlichen Qualität verfügbarer Informationsseiten zum Thema Drogen und Alkohol empfiehlt es sich, den Jugendlichen konkrete Internetadressen mitzugeben, unter denen sie kompakte und gut aufbereitete Informationen finden können:
- www.drugcom.de: Projekt der Bundeszentrale für gesundheitliche Aufklärung mit Informationen zu der Wirkungsweise und den kurzfristigen und langfristigen Folgen verschiedener psychotroper Substanzen.
- www.dhs.de/suchtstoffe-verhalten: Internetportal der deutschen Hauptstelle für Suchtfragen e. V. (gefördert durch das Bundesministerium für Gesundheit) mit Informationen zu psychotropen Substanzen, deren Wirkung und Gefahrenpotenzial.
- www.drogenbeauftragte.de: Internetportal mit aktuellen Untersuchungen zur Verbreitung des Gebrauchs psychotroper Substanzen in der Bevölkerung.

Der zweite Teil der Aufgabe der Woche besteht in der Anfertigung eines Protokolls über den Substanzkonsum *(Arbeitsblatt G4: Beobachtungsbogen zum Substanzkonsum)* unter Angabe von Häufigkeit, Menge und situativem Kontext (z. B. allein zu Hause, unterwegs mit Freunden).

Therapieeinheit G2	
Ziel der Einheit	Strategien zur Reduzierung des Substanzkonsums
Inhalte	• Nachbesprechung der Aufgabe der Woche (Einheit 1) • Themenblock II: Strategien zur Reduzierung des Substanzkonsums • Aufgabe der Woche (Einheit 2)
Teilnehmer	Jugendlicher, Therapeut

Nachbesprechung der Aufgabe der Woche (Einheit 1)

Der Nachbesprechung der Aufgabe der Woche der letzten Sitzung wird in diesem Modul deutlich mehr Zeit eingeräumt, damit die Ergebnisse der Internetrecherche ausführlich nachbereitet und gegebenenfalls ergänzt oder korrigiert werden können.

Falls die Aufgabe der Woche nicht erledigt wurde, können Therapeut und Jugendlicher in der zweiten Stunde des Moduls gemeinsam nach Informationen suchen. Auch die Protokollierung des aktuellen Konsums sollte ausführlich besprochen werden. Wie erging es dem Jugendlichen mit der Protokollierung und wie steht er aktuell zu der Möglichkeit, sein Verhalten bezüglich des Konsums zu verändern? Oft unterschätzen die Patienten ihren Konsum („Ich trinke nicht viel.") und sind überrascht, wie häufig oder welche großen Mengen sie zu sich genommen haben. Anhand aller nun vorliegenden Informationen können die Kontra-Argumente auf *Arbeitsblatt G1: Pro-und-Kontra-Liste* gegebenenfalls ergänzt werden.

Themenblock II: Strategien zur Reduzierung des Substanzkonsums

Die im Folgenden beschriebenen Strategien können je nach Ressourcen und Motivation des Jugendlichen ausgewählt bzw. modifiziert werden (s. *Arbeitsblatt G5: Meine Ziele*).

Konkretisierung der Zielvorstellung. Der Jugendliche überlegt gemeinsam mit dem Therapeuten, wie für ihn eine Verhaltensänderung konkret aussehen könnte. Die folgenden Fragen sind dabei hilfreich:

> *Wie fühlst du dich bei der Vorstellung, in Zukunft weniger zu trinken/zu rauchen?*
>
> *Was würdest du ändern wollen?*
>
> Bei geringer Motivation:
> *Stell' dir mal vor, du würdest etwas ändern. Was würdest du denn prinzipiell* ändern?

→ Kann der Jugendliche selbständig angemessene Vorschläge zur Konsumreduzierung formulieren, so unterstützt der Therapeut bei der Ausarbeitung konkreter Umsetzungsmöglichkeiten.

→ Sind die Vorstellungen des Jugendlichen noch zu allgemein („Ich möchte weniger trinken."), so hilft der Therapeut bei der Formulierung konkreter und realistischer Ziele (z. B. Höchstgrenze an alkoholischen Getränken besprechen: „höchstens 2–3 Bier am Abend, aber nicht jeden Tag, sondern nur am Wochenende"). Bietet der Therapeut viele verschiedene Möglichkeiten zu konkreten Verhaltensänderungen an, so hat der Jugendliche die Chance, etwas für ihn Geeignetes zu finden. Jedoch sollte er soweit möglich seine Ziele selbst formulieren.

→ Ist der Jugendliche noch wenig veränderungsmotiviert, ist es wenig zielführend, konkrete Strategien zu besprechen. Jedoch gibt es meist auch bei diesen Patienten Aspekte des Konsums, die sie vermeiden möchten (z. B. durch riskantes Verhalten unter Substanzeinfluss ihr Leben zu gefährden oder andere zu verletzen, indem sie unter Alkoholeinfluss einen Autounfall verursachen). Es kann deshalb in diesem Fall sinnvoll sein, Strategien zu sammeln, die auf die Vermeidung eines Schadensfalles abzielen („Wie kann ich es vermeiden, mich oder andere zu gefährden?"). Die meisten Jugendlichen möchten nicht die Kontrolle über ihr Verhalten verlieren und deshalb auch einen Überblick über ihren Konsum behalten. Hierbei kann das Führen von Verhaltensprotokollen dazu führen, dass die Jugendlichen ihren Konsum bewusster wahrnehmen und mit der Zeit diesbezüglich besorgter und kritischer werden.

Stärkung der Selbstwirksamkeit. Gute Ideen und realistische Vorstellungen werden durch den Therapeuten explizit validiert, um die Selbstwirksamkeit des Patienten zu fördern. Außerdem werden die individuellen Stärken des Patienten betont, die ihm bei der Umsetzung seiner Ziele hilfreich sein werden.

Erarbeitung konkreter Alternativen zum Substanzkonsum. Es ist sinnvoll, gemeinsam alternative altersangemessene Beschäftigungsmöglichkeiten für die Freizeit zu identifizieren und den Jugendlichen zu ermutigen, diese einmal auszuprobieren.

Gemeinsame Überlegung mit Eltern. Wie kann in Zukunft verhindert werden kann, dass der Jugendliche z. B. durch den negativen Einfluss des Freundeskreises weiterhin zum Substanzkonsum motiviert wird? (z. B. Unterstützung beim Aufbau alternativer sozialer Kontakte, um Abstand von der Gleichaltrigengruppe zu gewinnen, die negative Wirkung ausübt).

Identifizierung der Unterstützungsmöglichkeiten. Der Jugendliche sollte zum Abschluss des Moduls eine gute Übersicht über die ihm zur Verfügung stehenden Unterstützungsmöglichkeiten besitzen, um mit seinem Substanzkonsum besser zurecht zu kommen und einer Abhängigkeitsentwicklung vorzubeugen. Im Falle von externen Beratungseinrichtungen sollten die Kontaktadressen mit Telefonnummern auf dem *Arbeitsblatt G5: Meine Ziele* eingetragen werden (z. B. Kontaktstellen in Heimatnähe für Unterstützung, Beratung und Behandlung; Adresse der nächsten Suchtberatungsstelle, evtl. auch Adressen von Fachkliniken für Suchterkrankungen).

Mögliche Schwierigkeiten thematisieren. Mögliche Schwierigkeiten bei der Umsetzung sollten vorab thematisiert werden (z. B. die Freunde versuchen, einen zu überreden, doch mehr zu trinken) und gemeinsam Möglichkeiten erarbeitet werden, wie diesen Schwierigkeiten begegnet werden kann.

Aufgabe der Woche

Die Aufgabe für die kommende Woche besteht in der schrittweisen Umsetzung des vereinbarten konkreten Ziels in Bezug auf den Substanzkonsum *(Arbeitsblatt G6: Aufgabe der Woche (Einheit 2))*. Das Protokollieren des Substanzkonsums (Menge, Häufigkeit, Situation) wird bis zum Ende der Therapie fortgeführt *(Arbeitsblatt G4: Beobachtungsbogen zum Substanzkonsum)*. Aber auch den Jugendlichen, die sich noch nicht auf eine Veränderung ihres Konsumverhaltens einlassen können, wird die Aufgabe gegeben, für die nächste Zeit angenehme Aktivitäten zu planen, die ohne Konsum für sie positiv sind. Auch hierfür kann *Arbeitsblatt G5: Meine Ziele* verwendet werden.

Exkurs: Umgang mit Substanzkonsum bei jüngeren Jugendlichen (unter 14 Jahren)

Bei Jugendlichen unter 14 Jahren ist auch der Konsum geringer Mengen psychotroper Substanzen verboten. Jugendliche, bei denen bereits in diesem Alter ein auffälliger Konsum z.B. von Alkohol oder Cannabis besteht, müssen darin unterstützt werden, diese gesetzlich geforderte Abstinenz besser akzeptieren zu können. Als konkretes Ziel soll im Gegensatz zu älteren Jugendlichen, bei denen auch eine Reduzierung des Konsums unter Umständen als Ziel vereinbart werden kann, in jedem Fall eine vollständige Abstinenz vom Konsum der Substanz angestrebt werden.

Da es Aufgabe der Eltern ist, die Abstinenz sicherzustellen und die Jugendlichen bezüglich des Konsums psychotroper Substanzen zu begrenzen, kommt dem Erziehungsverhalten eine hohe Bedeutung zu. Wurde daher in diesem Altersbereich zu Therapiebeginn ein Behandlungsbedarf hinsichtlich Substanzkonsum thematisiert, so sollte dies in den meisten Fällen auch in Form der Module zur Verbesserung der familiären Kommunikation (Modul H) oder zur Stärkung der Erziehungskompetenz (Modul I) berücksichtigt werden. Hier können die Eltern dabei unterstützt werden, mit dem Jugendlichen hinsichtlich des Verbotes des Substanzkonsums klare Absprachen zu treffen und deren Umsetzung zu überprüfen und durchzusetzen.

Auch mit jüngeren Jugendlichen selbst können bestimmte Elemente dieses Moduls bearbeitet werden:

- Pro-und-Kontra-Liste ausfüllen
- Aufzeigen von Diskrepanzen zur Schaffung von Veränderungsbereitschaft („Change-Talk")
- Sammeln von Informationen über die Gefahren des Substanzkonsums
- Erarbeitung konkreter Alternativen zum Substanzkonsums (d.h. altersangemessene Beschäftigungsmöglichkeiten in der Freizeit)
- Gemeinsame Überlegung mit den Eltern: Wie kann in Zukunft verhindert werden, dass der Jugendliche z.B. durch den negativen Einfluss des Freundeskreises weiterhin zum Substanzkonsum motiviert wird?

6.5.9 Modul H: Verbesserung der familiären Kommunikation (Für Jugendliche und Eltern)

Therapieeinheit H1	
Ziel der Einheit	Analyse der typischen Kommunikationsmuster, Erarbeitung von Kommunikationsregeln
Inhalte	• Themenblock I: Analyse der Kommunikation in Konfliktsituationen • Themenblock II: Erarbeitung von Kommunikationsregeln • Aufgabe der Woche
Teilnehmer	Jugendlicher, mindestens ein Elternteil, Therapeut

Themenblock I: Analyse der Kommunikation in Konfliktsituationen

Der Inhalt des Moduls wird kurz zusammengefasst: Ziel ist die Verbesserung der Interaktion zwischen dem Jugendlichen und den Eltern. Dazu werden erst typische Konfliktsituationen hinsichtlich dysfunktionaler Kommunikationsmuster analysiert, um im Anschluss angemessene Kommunikationsregeln zu erarbeiten, die dann im Alltag umgesetzt werden. Anhand einer typischen Konfliktsituation wird abschließend die konfliktfreie Klärung der schwierigen Situation geübt.

Zur Herausarbeitung dysfunktionaler Kommunikationselemente (s. Merkmale dysfunktionaler Kommunikation) in Konfliktsituationen wird eine aktuelle Situation herangezogen und möglichst genau beschrieben, in der es zu einer Auseinandersetzung zwischen dem Jugendlichen und den Eltern gekommen ist. Es werden gemeinsam die Elemente identifiziert, welche eine Klärung verhindert und unter Umständen eine Eskalation begünstigt haben. An diesem Punkt sollen Eltern und Jugendlicher möglichst konkret benennen, welches Verhalten sie beim anderen in der kritischen Situation als störend empfunden haben und ihrer Meinung nach einer angemessenen Klärung im Weg stand. Diese Verhaltensaspekte werden auf *Arbeitsblatt H1: Fragebogen zu Konfliktverhalten (Für Jugendliche)* und *Arbeitsblatt H2: Fragebogen zu Konfliktverhalten (Für Eltern)* festgehalten, wobei die Familienmitglieder einschätzen, als wie störend sie das Verhalten des anderen jeweils empfinden (von 1 = „nicht störend" bis 9 = „sehr störend"). Im Folgenden werden typische Merkmale dysfunktionaler Kommunikation aufgeführt.

Merkmale dysfunktionaler Kommunikation
• laut werden • den anderen nicht ausreden lassen • abwerten, Beleidigungen aussprechen • nicht auf die Argumente des anderen eingehen • kompromisslos auf dem eigenen Standpunkt beharren • allgemeine Vorwürfe aussprechen („Immer bist du …", „Nie schaffst du es …")

Modell „Vier Empfangskanäle einer Nachricht" (nach Schulz von Thun, 1981)

Die Entstehung von Missverständnissen im sozialen Kontext, welche häufig zu Konflikten führen, kann mit Hilfe des Vier-Ohren-Modells analysiert werden. Dieses Modell unterscheidet in einer Konversation zwischen dem *Sender* (Person, die gerade spricht) und dem *Empfänger* (zuhörende Person). Das Gesagte wird als *Nachricht*, die Antwort des Empfängers auf das Gesagte wird wiederum als *Feedback* bezeichnet. Nach Schulz von Thun enthält jede Nachricht vier Ebenen (s. Abb. 7 bzw. *Arbeitsblatt H3: Vier Empfangskanäle einer Nachricht*).

Im Alltag werden die verschiedenen Ebenen meistens unbewusst vermittelt. Zu Problemen kann es dann kommen, wenn der Empfänger eine Nachricht auf einer anderen Ebene wahrnimmt, als dies vom Sender beabsichtigt war. Nach Schulz von Thun sind häufige Auslöser von Missverständnissen falsche oder einseitige Interpretationen von Nachrichten, also „falsch hören". Hiermit ist gemeint, dass der Empfänger bei Nachrichten vor allem eine Botschaftsebene heraushört und die anderen Ebenen nicht wahrnimmt.

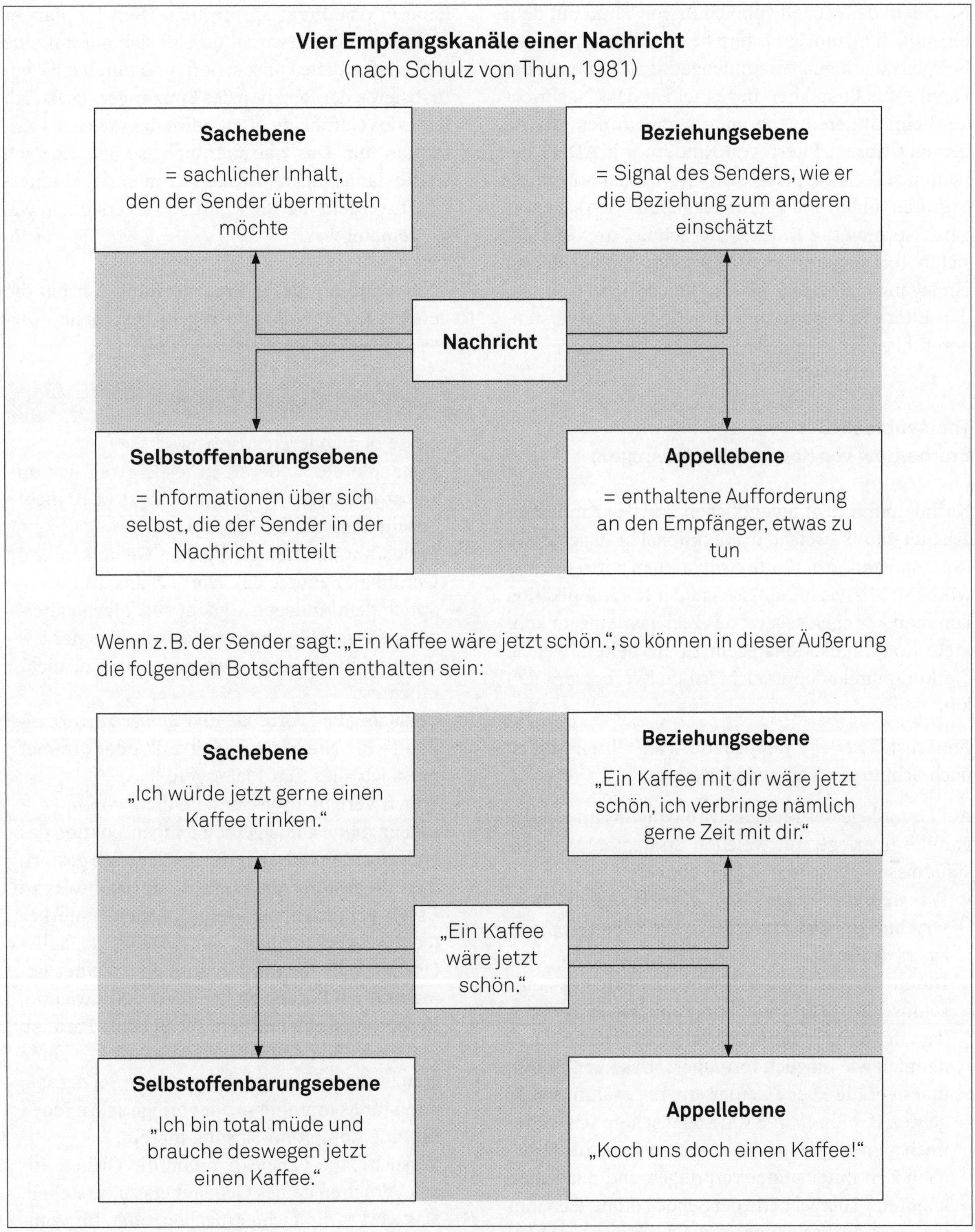

Abbildung 7: Kommunikationsbeispiel im Vier-Ohren-Modell (vgl. Arbeitsblatt H3)

Beispiel:
Wenn der Empfänger vor allem auf die Beziehungsebene einer Nachricht fokussiert, kann dies bei der Nachricht „Da liegen aber ganz schön viele Sachen auf dem Boden in deinem Zimmer." dazu führen, dass der Empfänger auf der Beziehungseben Kritik und Abwertung hört („Immer kritisiert sie mich, ich kann ihr nichts recht machen. Sie denkt wohl, sie sei besser als ich, weil es bei ihr immer aufgeräumt ist. Jetzt will sie mich am Ende noch bevormunden und will, dass ich mein Zimmer aufräume. Das kann sie vergessen, mir reicht's.") und somit ein Satz für die Auslösung eines Konfliktes ausreicht.

Nachdem das Modell von Schulz von Thun mit dem Jugendlichen und den Eltern besprochen ist, werden Beispielsituationen zusammengetragen, in denen der Familie das Phänomen begegnet ist, dass Nachrichten beim anderen ganz anders ankommen, als sie gemeint waren. Eltern von Kindern mit ADHS berichten z. B. häufig, dass sich ihre Kinder sofort angegriffen fühlen und gereizt reagieren („Ich sage was ganz Normales, z. B. über die Schule, und er fühlt sich sofort angegriffen."). Es sollte explizit darauf eingegangen werden, ob der Jugendliche sich von den Eltern in bestimmten Situationen missverstanden fühlt.

Themenblock II: Erarbeitung von Kommunikationsregeln

Nachdem mit dem Jugendlichen und der Familie erarbeitet wurde, welche dysfunktionalen Aspekte der Kommunikation in Konfliktsituationen auftreten und wie es zu Missverständnissen in der Kommunikation kommen kann, ist es jetzt das Ziel, gemeinsam konkrete Kommunikationsregeln zu erarbeiten, welche die Kommunikation erleichtern und verbessern sollen.

Zunächst lässt der Therapeut das Vier-Ohren-Modell nach Schulz von Thun wiederholen.

Auf Grundlage des Modells wird gemeinsam mit der Familie überlegt, mit welchen Strategien Missverständnisse vermieden werden können:

- *Was kann der Sender einer Nachricht tun, um Missverständnisse und Probleme in der Kommunikation zu vermeiden?*
  Damit der Empfänger Nachrichten richtig „entschlüsseln" bzw. verstehen kann, ist es wichtig, dass der Sender die Intention seiner Nachricht so deutlich wie möglich formuliert. Das kann er tun, indem er die Ebene betont, um die es ihm primär geht: z. B. „Ein Kaffee wäre jetzt schön. Ich würde mich nämlich freuen, wenn wir noch kurz ein bisschen Zeit miteinander verbringen und quatschen könnten." Hierbei hätte der Sende betont, dass ihm vor allem die Beziehungsebene der Nachricht wichtig ist.
- *Was kann der Empfänger tun, um Missverständnisse und Probleme in der Kommunikation zu vermeiden?*
  Um Missverständnisse zu vermeiden, ist es wichtig, dass der Empfänger nachfragt, wenn er sich nicht sicher ist, wie eine Nachricht richtig zu verstehen ist.
  Wenn dem Sender auffällt, dass der Empfänger gerade nur eine oder die falsche Ebene einer Botschaft beachtet und die Botschaft dadurch missversteht, kann er das direkt ansprechen. Dem Empfänger ist häufig nicht bewusst, dass er sich nur auf eine Botschaftsebene konzentriert, und durch ein Thematisieren der Reaktion des Empfängers (z. B. „Ich habe das Gefühl, du empfindest das gleich als Kritik von mir. Das war aber nicht so gemeint, ich wollte damit sagen, dass ...") kann er dabei unterstützt werden, die Botschaft so zu verstehen, wie sie gemeint war.

Anschließend an dieses Brainstorming werden die folgenden Kommunikationsregeln besprochen *(Arbeitsblatt H4: Kommunikationsregeln).*

Beispiele für Kommunikationsregeln

- Lasse den anderen ausreden.
- Behandle den anderen so respektvoll, wie du selbst behandelt werden möchtest (z. B. nicht anschreien oder beleidigen).
- Sprich nur von deinen eigenen Gedanken und Gefühlen. Benutze das Wort *ich* anstatt *du.*
- Sprich dein Anliegen konkret aus. Mache alternative Vorschläge, wenn du etwas, das der andere vorgeschlagen oder gefordert hat, nicht möchtest.
- Versuche die Worte *nie* und *immer* zu vermeiden (z. B. „Nie hörst du mir zu!" oder „Immer muss ich alles fünf Mal sagen!")
- Sprich Verhaltensweisen, die dich stören, konkret an, ohne auf allgemeine Eigenschaften des andern zu verweisen (z. B. „Es hat mich gestört, dass du gestern Abend als du dir noch was zu Essen gemacht hast, deine Sachen hinterher nicht weggeräumt hast." statt „Du bist so faul!")
- Um bei schwierigen Situationen zu einer gemeinsamen Lösung zu kommen, ist es wichtig, Kompromisse zu machen. Wenn beide Parteien auf ihrem Standpunkt beharren, wird es keine gemeinsame Lösung geben können. Sei deshalb offen für Kompromisse oder bringe selbst Ideen für eine Kompromisslösung mit ein.
- Versuche, die Perspektive und die Gründe für das Verhalten deines Gegenübers zu verstehen. Das wird es dir leichter machen, offen für Kompromisslösungen zu sein.
- Jeder bringt seine persönlichen Voraussetzungen und persönlichen Befindlichkeiten in einen Konflikt mit ein (wenn man z. B. gestresst und genervt vom Alltag ist, wird man in Konflikten weniger Geduld haben, als wenn man entspannt ist). Versuche, das zu berücksichtigen und dich nicht sofort angegriffen zu fühlen, wenn dein Gegenüber nicht so reagiert, wie du es erwartest oder es dir wünschst.

Es wird im Anschluss an die Besprechung der allgemeinen Kommunikationsregeln diskutiert, ob für eine Verbesserung der Kommunikation familienspezifische individuelle Zusatzregeln wichtig sind (wenn z.B. aufgrund einer Erkrankung eines Familienmitgliedes besondere Rücksichtnahme erforderlich ist). Diese Erweiterungsregeln können auf dem *Arbeitsblatt H5: Unsere individuellen Kommunikationsregeln* festgehalten werden.

Aufgabe der Woche

Als Aufgabe der Woche wählen sowohl der Jugendliche als auch die Eltern aus den Kommunikationsregeln mindestens 2 bis 3 aus, auf deren Umsetzung sie in der kommenden Woche besonders achten möchten (*Arbeitsblatt H6: Aufgabe der Woche für Eltern (Einheit 1)* und *Arbeitsblatt H7: Aufgabe der Woche für Jugendliche (Einheit 1)*).

Therapieeinheit H2	
Ziel der Einheit	Lösungsschema für problematische Familiensituationen
Inhalte	• Nachbesprechung der Aufgabe der Woche • Themenblock III: Erarbeitung eines Lösungsschemas für problematische Familiensituationen • Aufgabe der Woche
Teilnehmer	Jugendlicher, mindestens ein Elternteil, Therapeut

Nachbesprechung der Aufgabe der Woche

Bei der Besprechung der Aufgabe der Woche in der folgenden Stunde wird der Fokus auf positive Ereignisse gelegt, indem der Therapeut dezidiert nachfragt, was in der Woche im gemeinsamen Alltag gut geklappt hat, und die Eltern zu der Überlegung animiert, was sie in der letzten Woche beim Jugendlichen positiv fanden (z.B. Verhalten, gemeinsame Erlebnisse).

Bei der Evaluation der Umsetzung der gewählten Regeln erfolgt zusätzlich zur Selbsteinschätzung durch Jugendlichen und Eltern auch eine gegenseitige Einschätzung.

Es wird erfragt, welche Konfliktsituationen aufgetreten sind und welche Regeln den Familienmitgliedern in der Umsetzung leichter oder schwerer gefallen sind (z.B. „Es ist mir wirklich schwergefallen, nicht laut zu werden.“).

Themenblock III: Erarbeitung eines Lösungsschemas für problematische Familiensituationen

Zunächst werden die Inhalte des ersten Modulteils wiederholt: Welche dysfunktionalen Kommunikationsmerkmale haben in der Familie in der Vergangenheit die Eskalation von Konflikten begünstigt? Wie können Missverständnisse entstehen? Welche Kommunikationsregeln verbessern das familiäre Miteinander und Beugen einer Eskalation von Konflikten vor (vgl. *Arbeitsblatt H4: Kommunikationsregeln* und *Arbeitsblatt H5: Unsere individuellen Kommunikationsregeln*)?

Konflikte entzünden sich häufig an Situationen, für die es keine klaren Absprachen gibt. Daher ist der nächste Schritt für ein besseres Familienklima die Anleitung der Familienmitglieder zur Erarbeitung von Kompromissen bzw. guten Absprachen. Dies wird exemplarisch an einer Situation aufgezeigt. Dazu wird das folgende 5-stufige Problemlöseschema zunächst erklärt (s. *Arbeitsblatt H8: Die 5 Stufen des Problemlösens bei schwierigen Familiensituationen*).

Die 5 Stufen des Problemlösens bei schwierigen Familiensituationen

1. *Was ist das Problem?*
   Das Problem wird möglichst kurz und konkret beschrieben.
2. *Welche Möglichkeiten gibt es, um das Problem zu lösen?*
   Es werden nun alle Lösungsmöglichkeiten gesammelt, unabhängig von der angenommenen Sinnhaftigkeit oder Durchführbarkeit. Ziel ist es, möglichst viele Möglichkeiten zu sammeln, wie dem Problem begegnet werden kann. Dann werden die Lösungen bewertet. Dabei legen sowohl die Eltern als auch der Jugendliche ihre Argumente für eine bestimmte Lösung sowie die Bedenken hinsichtlich der Lösungen dar.

3. *Welche Lösung erscheint am günstigsten?*
Es wird die Lösung umgesetzt, welche sowohl für die Eltern als auch für den Jugendliche tragbar erscheint. Sollte bei den gesammelten Lösungen noch keine Variante enthalten sein, auf die sich Eltern und Jugendlicher verständigen können, werden Kompromisse diskutiert. Bei diesen Zwischenlösungen müssen die wichtigsten Aspekte der Argumente und Sorgen beider Parteien berücksichtigt werden. Ist eine zustimmungsfähige Kompromisslösung gefunden, so wird im nächsten Schritt die konkrete Umsetzung geplant.
4. *Wie kann die gewählte Lösung am besten umgesetzt werden?*
Wichtig ist dabei, die Umsetzung so konkret und realistisch wie möglich vorzubesprechen.
5. *Hat die Umsetzung geklappt?*
Abschließend wird innerhalb der Familie besprochen, ob die Umsetzung in der erwarteten Weise funktioniert hat und zufriedenstellend ist. Auch hier ist es wichtig, dass die Anliegen beider Parteien (Eltern/Jugendlicher) gehört und berücksichtigt werden.

Das Problemlöseschema wird anschließend anhand einer spezifischen Situation angewendet und offene Fragen geklärt. Im Idealfall benennen Eltern und/oder Jugendlicher eine konkrete Situation, anhand derer sich in letzter Zeit ein Konflikt entwickelt hat und für die es vorher noch keine klare einvernehmliche Absprache gab. Mit *Arbeitsblatt H9: Anwendung der 5 Stufen des Problemlösens* kann in der Therapiestunde die Anwendung des Problemlöseschemas anhand der konkreten Situation geübt werden. Die Umsetzung der erarbeiteten Lösung ist dann auch Teil der nächsten *Aufgabe der Woche*, wenn die Konfliktsituation noch aktuell ist und die Umsetzung der gefundenen Lösung zielführend ist. Fällt der Familie keine Situation ein oder benötigt sie ein einführendes Beispiel, kann das folgende Szenario herangezogen werden:

Beispiel:

Der Jugendliche möchte abends oder am Wochenende mit Freunden weggehen. Die Eltern sind diesbezüglich jedoch unsicher, da sie die Freunde des Jugendlichen nicht kennen und nicht wissen, wohin die Gruppe gehen möchte.

Die Kompromisslösung könnte folgendermaßen aussehen: Die Eltern lernen die Freunde vorher kurz kennen, der Jugendliche bespricht mit den Eltern, wohin die Gruppe geht, und es wird eine konkrete Uhrzeit vereinbart, zu welcher der Jugendliche wieder zu Hause sein soll. Auch wird vorbesprochen, wie der Jugendliche nach Hause kommt (wer ihn fährt bzw. abholt). Wenn die Eltern oder der Jugendliche mit einem Vorschlag nicht einverstanden sind (z.B. die Eltern kritisch gegenüber dem Weggehen mit dieser speziellen Freundesgruppe sind), werden die Gründe dafür gemeinsam besprochen. Im Weiteren werden solange alternative Lösungsvorschläge eingebracht, bis ein Kompromiss gefunden ist.

Sollten sich große Schwierigkeiten beim Finden von Kompromissen ergeben, welche im Rahmen des Moduls nicht aufgelöst werden können, bespricht der Therapeut mit der Familie, wohin sie sich im Anschluss an die Therapie für professionelle Unterstützung werden können (z.B. in Form von Familiengesprächen bei einer Erziehungsberatungsstelle, im Rahmen der kinder- und jugendpsychiatrischen Weiterbehandlung nach Therapieende etc.).

Aufgabe der Woche

Jugendlicher und Eltern erhalten die Aufgabe, in der nächsten Woche die Anwendung des 5-stufigen Problemlöseschemas zu üben (*Arbeitsblatt H10: Aufgabe der Woche für Eltern (Einheit 2)* und *Arbeitsblatt H11: Aufgabe der Woche für Jugendliche (Einheit 2)*). Die gewählte Situation und die Lösungsmöglichkeiten werden auf dem *Arbeitsblatt H9: Anwendung der 5 Stufen des Problemlösens* notiert.

6.5.10 Modul I: Erziehungscoaching (Für Eltern)

In Familien, in denen ein Kind an ADHS leidet, treten zwischen Eltern und Kindern häufig Konflikte und Streitigkeiten auf (Barkley, Anastopoulos, Guevremont & Fletcher, 1992; Edwards, Barkley, Laneri, Fletcher & Metevia, 2001). Kinder und Jugendliche mit ADHS stellen dabei aufgrund ihrer Symptomatik an das Erziehungsverhalten ihrer Eltern große Herausforderungen. Viele Eltern erleben sich dabei in schwierigen Situationen häufig als hilflos und sind unsicher, wie sie sich angemessen verhalten bzw. die Konfliktsituationen gut lösen können. Das vorliegende Modul soll dazu dienen, mit den Eltern konkrete Strategien im Umgang mit schwierigen Situationen einzuüben und sie in ihrer Erziehungskompetenz zu stärken. Zum anderen ist durch die häufigen Konflikte die Eltern-Kind-Beziehung in Familien mit ADHS-Kindern häufig bereits belastet. Es ist deshalb auch Ziel dieses Moduls, die Beziehung zwischen den Eltern und den Jugendlichen zu verbessern.

Therapieeinheit I1	
Ziel der Einheit	Überblick über schwierige Situationen, Psychoedukation
Inhalte	• Themenblock I: Typische schwierige Situationen • Themenblock II: Teufelskreismodell und Aufmerksamkeitsausrichtung auf Positives • Aufgabe der Woche
Teilnehmer	mindestens ein Elternteil, Therapeut

Themenblock I: Typische schwierige Situationen

Zunächst wird mit den Eltern besprochen, wie sie die Beziehung zu ihrem Kind insgesamt wahrnehmen. Auf *Arbeitsblatt I1: Welche Faktoren beeinflussen die Eltern-Kind-Beziehung?* können die wichtigsten Einflussfaktoren auf die Eltern-Kind-Beziehung festgehalten werden:

- Wie gestaltet sich die Beziehung zwischen den Eltern und dem Jugendlichen?
- Ist die Beziehung durch häufige Konflikte bereits belastet?
- Wie nehmen die Eltern das Verhalten des Jugendlichen wahr? (Zeigen sie z.B. wenig Verständnis für das Verhalten des Jugendlichen und bringen dies in abwertenden Aussagen zum Ausdruck: „Der strengt sich einfach nicht an, sonst würde das doch klappen!").
- Was glauben die Eltern, wie der Jugendliche die Beziehung einschätzen würde?
- Gibt es unbelastete und positive Phasen, die Eltern und Jugendliche gemeinsam verbringen?
- Gibt es sonstige Faktoren (z.B. finanzielle Sorgen, Arbeitslosigkeit), die die Familie belasten und einen negativen Einfluss auf die Atmosphäre in der Familie ausüben?

Essentiell für eine Verbesserung der Eltern-Kind-Beziehung ist die Entwicklung von Verständnis für das Verhalten des Jugendlichen vor dem Hintergrund seiner ADHS-Symptomatik. Zu diesem Zweck wird mit den Eltern im ersten Schritt festgehalten, welche Stärken, Schwächen und besonderen Belastungen sie bei dem Jugendlichen wahrnehmen, die einen Einfluss auf die Kontaktgestaltung zwischen Eltern und Kind haben *(Arbeitsblatt I1: Welche Faktoren beeinflussen die Eltern-Kind-Beziehung?)*. Dabei soll vor allem auch auf den Einfluss der ADHS-Symptomatik (z.B. negativ: Unzuverlässigkeit, Impulsivität; positiv: Spontanität, Einfühlungsvermögen) eingegangen werden. Besondere Belastungen könnten z.B. schulische Schwierigkeiten oder Kontaktschwierigkeiten mit Gleichaltrigen sein.

Um die Eltern dafür zu sensibilisieren, dass auch sie bestimmte Einflussfaktoren in die Beziehungsgestaltung zum Jugendlichen mit einbringen, werden im nächsten Schritt eigene individuelle Stärken, Schwächen und besondere Belastungen der Eltern besprochen, die ihrer Einschätzung nach einen Einfluss auf die Eltern-Kind-Beziehung haben *(Arbeitsblatt I1: Welche Faktoren beeinflussen die Eltern-Kind-Beziehung?)*.

Typisches Problemverhalten des Kindes und die Reaktion der Eltern werden ebenfalls erfragt und auf dem *Arbeitsblatt I1: Welche Faktoren beeinflussen die Eltern-Kind-Beziehung?* eingetragen. Bei der Besprechung ist auf die Funktionalität der elterlichen Reaktion zu achten (Verstärkung durch Aufmerksamkeit oder Nachgeben? Strafend-demotivierende Reaktion?). Auch relevantes Elternverhalten, das nicht direkt als Reaktion auf das Verhalten des Kindes zu werten ist, soll reflektiert werden.

Nun wird eine typische schwierige Situation besprochen, in der es häufig zu Konflikten kommt. Diese Situation soll möglichst konkret sein und dabei auftretendes Problemverhalten des Kindes klar benannt werden *(Arbeitsblatt I2: Schwierige Situationen)*. Anschließend werden mit den Eltern 2 bis 3 Ziele formuliert, in denen genau definiert ist, wie sich das beschriebene Verhalten in positiver Weise verändern soll *(Arbeitsblatt I3: Ziele für die Bewältigung schwieriger Situationen)*. Häufig tritt in Konfliktsituationen nicht nur eine problematische Verhaltensweise auf, sondern es zeigen sich parallel mehrere problematische Verhaltensweisen (z.B. Jugendlicher verweigert Aufgabe der Woche, spielt dafür Computer und weigert sich, den Computer auszuschalten. Auf Begrenzungsversuche der Eltern reagiert er gereizt und aggressiv. In diesem Fall sind drei Verhaltensweisen des Jugendlichen als problematisch einzustufen). Nach der Beschreibung der schwierigen Situation durch die Eltern ist es für die Formulierung der Ziele deshalb wichtig, konkrete Verhaltensweisen zu benennen, die verändert werden sollen. Beispiel für die Zielformulierung für die oben beschriebene schwierige Situation (Aufgaben der Woche/Computerkonsum/Aggressives Verhalten gegenüber den Eltern):

- Ziel 1: Der Jugendliche macht seine Aufgabe der Woche in einem von ihm und den Eltern gemeinsam vereinbarten Zeitraum (auch hier sollten konkrete Vereinbarungen getroffen werden).
- Ziel 2: Der Jugendliche hält sich an klar formulierte Absprachen hinsichtlich Computerzeiten am Tag (die Zeiten sollten festgelegt werden).
- Ziel 3: Es findet ein respektvoller Umgang miteinander statt, ohne dass es zu Beleidigungen oder aggressivem Verhalten kommt.

Es ist wichtig darauf hinzuweisen, dass im zweiten Teil des Moduls der Jugendliche miteinbezogen wird, indem unter Berücksichtigung der Wünsche von Eltern und Jugendlichem gemeinsame Ziele festgelegt werden. Zu diesen gemeinsamen Zielvorstellungen werden dann im zweiten Teil Umsetzungsmöglichkeiten erarbeitet.

Themenblock II: Teufelskreismodell und Aufmerksamkeitsausrichtung auf Positives

Mit den Eltern wird ausführlich besprochen, durch welche Mechanismen sich in Familien, in denen ein Kind an ADHS leidet, sehr leicht negative Kommunikationsmuster zwischen Eltern und Kindern entwickeln können. Das Risiko dafür ist im Kontakt mit ADHS-Kindern besonders hoch, da diese an das Erziehungsverhalten der Eltern eine sehr große Herausforderung stellen und die Kinder häufig viel stärker Begrenzungen durch die Eltern benötigen als Kinder ohne ADHS. Da sich die Kinder aber häufig nur schwer begrenzen lassen, kommt es immer wieder zu Konflikten, die sich längerfristig in einem insgesamt negativ getönten Interaktionsmuster zwischen Eltern und Kindern niederschlagen. Dabei spielt auch das Temperament der Kinder und Jugendlichen mit ADHS eine bedeutende Rolle: Kinder und Jugendliche mit ADHS werden häufig schneller wütend, sind impulsiv und lassen sich in Erregungszuständen teilweise nur schwer wieder beruhigen. Dies begünstigt das Entstehen von Konflikten und erschwert häufig eine Klärung oder Deeskalation der Konfliktsituation. Bei der Entstehung eines negativen Interaktionsmusters zwischen Eltern und Kindern spielt es ebenfalls eine große Rolle, dass die Aufmerksamkeit der Familienmitglieder durch die häufigen Auseinandersetzungen sehr stark auf negative Aspekte des Miteinanders bzw. die Schwächen des anderen gerichtet ist. Positive gemeinsame Erfahrungen oder individuelle Stärken und positive Verhaltensweisen geraten so in den Hintergrund und erfahren keine Beachtung. Für die Entwicklung einer positiven Interaktion und eine Verminderung der Konflikte ist es aber gerade von zentraler Bedeutung, dass auch positiven Aspekten des Miteinanders Aufmerksamkeit geschenkt wird.

Anknüpfend an das Teufelskreismodell *(Arbeitsblatt I4: Das Teufelskreismodell)* wird mit den Eltern hergeleitet, wie sich durch typische (negative) Abläufe von Interaktionen zwischen Eltern und Jugendlichem häufig negative Kommunikationsmuster verstärken und damit das Problemverhalten des Jugendlichen verfestigen.

Beispiel:

Eltern wiederholen Aufforderungen mehrfach, das Kind befolgt diese nicht
- → Eltern verschärfen ihren Tonfall, beginnen eventuell zu schimpfen und zu drohen
- → wenn Kind Aufforderung immer noch nicht nachkommt: Ratlosigkeit der Eltern
- → häufiges Resultat: nachgeben oder angestauter Frust und Ärger äußert sich in aggressivem Verhalten

Der Jugendliche lernt vom Verhalten der Eltern als Modell entweder, dass aggressives Verhalten ein potentes und legitimes Mittel zur Durchsetzung eigener Ziele ist, oder, dass bei ausreichendem Durchhaltevermögen bei der Verweigerung von Anforderungen diese wegfallen, da die Eltern nachgeben. Hingegen lässt sich durch die unmittelbare Verstärkung (loben) positiven Verhaltens und die dadurch erreichte Lenkung der Aufmerksamkeit auf positive Verhaltensweisen und positive Aspekte des sozialen Miteinanders ein besserer Umgang mit Konfliktsituationen erreichen. Längerfristig erhöht sich dadurch ebenfalls die Wahrscheinlichkeit, dass der Jugendliche dieses positive Verhalten auch in Zukunft zeigt.

Kernaussagen des Teufelskreismodells:

- Eltern reagieren häufig nicht darauf, wenn die Jugendlichen erwünschtes Verhalten zeigen und den elterlichen Aufforderungen nachkommen, wohingegen problematisches Verhalten durch Aufmerksamkeitszuwendung positiv verstärkt wird.
- Ignorieren der problematischen Verhaltensweisen des Jugendlichen verstärkt dieses langfristig, wenn der Jugendliche dadurch lernt, dass die Eltern irgendwann aufgeben, ohne dass er sein Verhalten ändern muss.
- Da Nichtbeachten oder aggressive Reaktionen keine effektiven Mittel darstellen, sollten stattdessen als adäquates Elternverhalten gezielt geeignete negative Konsequenzen eingesetzt werden, wenn der Jugendliche auch nach mehrmaliger Aufforderung dieser nicht nachkommt. Deren richtiger Einsatz wird im Exkurs am Ende des Abschnitts erläutert.

Nach der vorangegangenen Erläuterung der Bedeutung positiver Verstärkung angemessenen Verhaltens bespricht der Therapeut die bisherigen Erfahrungen der Eltern mit Loben. Falls ihnen Loben bisher schwergefallen ist, werden die Gründe hierfür diskutiert. Zur Vertiefung bespricht der Therapeut mit den Eltern, wie Loben ganz konkret aussehen kann. Es ist dabei am wichtigsten, dass das Lob authentisch wirkt, also die Eltern nicht plötzlich überschwänglich loben, wenn sie früher eher mit „kleinen" Gesten Lob ausgedrückt haben. Wichtig ist, dass das Lob beim Jugendlichen ankommt und die Aufmerksamkeit auf positives Verhalten lenkt.

Aufgabe der Woche

Um eine positive Eltern-Kind-Beziehung zu stärken, sollen die Eltern in der Woche üben, die Aufmerksamkeit auf positive Aspekte der Eltern-Kind-Beziehung zu richten und positive Verhaltensweisen des Jugendlichen durch Lob zu verstärken. Positive Verhaltensweisen des Jugendlichen (z.B. der Jugendliche hat von sich aus geholfen, den Tisch zu decken, hat nach Aufforderung den Computer ausgeschaltet) und die elterlichen Reaktionen darauf werden protokolliert *(Arbeitsblatt I6: Aufgabe der Woche für Eltern (Einheit 1))*. Zusätzlich zu diesen Lob-Situationen werden des Weiteren alle sonstigen positiven Aspekte notiert, welche die Eltern in Bezug auf den Jugendlichen in der Woche wahrgenommen haben (positives Verhalten, individuelle Stärken, gemeinsame Erlebnisse etc.). Es empfiehlt sich, dass die Eltern jeden Tag z.B. abends ihre Erlebnisse und Beobachtungen notieren, damit diese nicht in Vergessenheit geraten.

An der Therapieeinheit I2 des Moduls sollte idealerweise auch der Jugendliche teilnehmen. Wenn dies nicht möglich ist, kann die Therapiestunde jedoch auch allein mit den Eltern durchgeführt werden.

Exkurs: Der richtige Einsatz positiver und negativer Konsequenzen (ca. 10 Minuten)

Für die Klärung der Frage, welches Verhalten von den Eltern mit negativen Konsequenzen versehen werden soll, ist es wichtig, dass in der Familie überhaupt darüber Einigkeit herrscht, welche Regeln und Vereinbarungen vom Jugendlichen eingehalten werden sollen. Diese individuellen Familienregeln sollen deshalb gemeinsam mit den Eltern und dem Jugendlichen in der folgenden Therapiestunde erarbeitet werden.

Vor der Erarbeitung der für die Familie sinnvollen Konsequenzen werden die Grundvoraussetzungen für einen zielführenden Einsatz positiver und negativer Konsequenzen besprochen (zusammengefasst in *Arbeitsblatt I5: Der richtige Einsatz positiver und negativer Konsequenzen*):

- Eine Aufforderung muss beim Jugendlichen auch als solche ankommen. Es muss eine klare Unterscheidung geben zwischen Bitten, die der Jugendliche ablehnen kann, und Aufforderungen, auf deren Einhaltung die Eltern bestehen und die dann auch entsprechend klar als solche erkennbar formuliert sind.
- Negative Konsequenzen müssen vorher mit dem Jugendlichen besprochen sein, damit für ihn klar ist, welche Konsequenzen bei Nicht-Befolgung von Regeln oder Aufforderungen auf ihn zukommen.
- Die gewählten Konsequenzen müssen für die Eltern durchsetzbar sein, d.h. es müssen Konsequenzen sein, für deren Umsetzung die Eltern garantieren können. Die Konsequenzen müssen zudem regelmäßig umgesetzt werden, sobald das Problemverhalten auftritt. Bleiben angekündigte Konsequenzen mehrfach aus, wird das Problemverhalten persistieren, da so Spielraum besteht für eine Abwägung der Wahrscheinlichkeit tatsächlich erfolgender Konsequenzen versus den Gewinn durch Anforderungsverweigerung.
- Negative Konsequenzen sollten zeitnah durchgeführt werden. Es empfiehlt sich das Vorgehen, nach Problemverhalten dem Jugendlichen die negative Konsequenz einmalig anzukündigen und ihm damit die Chance einzuräumen, sein Verhalten zu ändern und die Konsequenz abzuwenden. Gibt es keine

Verhaltensänderung, so erfolgt zum nächstmöglichen Zeitpunkt die negative Konsequenz.
- Positives Verhalten des Jugendlichen sollte unmittelbar durch Lob oder gegebenenfalls Belohnungen positiv verstärkt werden. Auch der Einsatz von Belohnungen muss geplant und mit dem Jugendlichen vorbesprochen sein.
- Die Konsequenzen müssen neben der realistischen Umsetzbarkeit auch angemessen sein. Das Festlegen und Vorbesprechen von Konsequenzen in einer neutralen Situation hilft dabei, das Aussprechen unverhältnismäßiger Konsequenzen in akuten Streitsituationen zu vermeiden.

Abschließend werden die bisherigen Erfahrungen der Eltern mit dem Festlegen und Durchsetzen von Konsequenzen exploriert. Zeigen sich hier Schwierigkeiten bei der Auswahl oder Unsicherheit bezüglich der Angemessenheit, kann an konkreten Beispielen ein Katalog möglicher Konsequenzen zusammengestellt werden (z.B. Verkürzung der Fernseh-, Mediennutzungs- oder Ausgehzeiten).

Therapieeinheit I2	
Ziel der Einheit	Stärkung der Erziehungskompetenz der Eltern im Umgang mit der ADHS-Symptomatik der Jugendlichen, Erarbeitung von gemeinsamen Zielen und Familienregeln
Inhalte	• Themenblock III: Einführung des Jugendlichen ins Thema, Formulierung gemeinsamer Ziele • Themenblock IV: Etablierung von Familienregeln • Aufgabe der Woche
Teilnehmer	mindestens ein Elternteil, Therapeut, wenn möglich: Jugendlicher

Themenblock III: Einführung des Jugendlichen ins Thema, Formulierung gemeinsamer Ziele

Da der Jugendliche in der Therapieeinheit I1 des Moduls nicht anwesend war, erhält er zunächst eine Einführung in das Thema in Form einer Wiederholung des Teufelskreismodells:
- Aufgrund häufiger Konflikte entsteht ein negativ getöntes Kommunikationsmuster innerhalb der Familie.
- Rolle der Aufmerksamkeitsfokussierung auf negative Verhaltensweisen: Um eine positive Kommunikation zwischen Eltern und Kindern zu erreichen, muss die Aufmerksamkeit auf positive Aspekte gerichtet werden (z.B. indem positive Verhaltensweisen des Jugendlichen bewusst beachtet und verstärkt werden).
- Es war deshalb die Aufgabe der Woche für die Eltern, im Verlauf der letzten Woche positive Verhaltensweisen, Situationen oder Erlebnisse mit dem Jugendlichen aufzuschreiben.

Durch das nun folgende gemeinsame Besprechen der Aufgabe der Woche der Eltern wird auch die Aufmerksamkeit des Jugendlichen auf positive Verhaltensaspekte gelenkt und so bereits die Eltern-Kind-Beziehung gestärkt. An dieser Stelle wird die Sichtweise des Jugendlichen miteinbezogen und zusammengetragen, welche positiven Erlebnisse er in der letzten Woche mit den Eltern hatte.

In der Therapieeinheit I1 wurden mit den Eltern Situationen gesammelt, die sich zu Hause immer wieder schwierig gestalten. Daraus wurden konkrete Ziele abgeleitet, wie sich diese schwierigen Situationen in Zukunft in positiver Weise verändern sollen. Jetzt wird die Meinung des Jugendlichen zu den von den Eltern erarbeiteten Zielen eingeholt: Stimmt er diesen Zielen zu? Entsprechen sie auch seinen Wünschen und Vorstellungen in Bezug auf das Zusammenleben in der Familie? Möchte er selbst weitere Ziele einbringen? Haben beide Seiten Gehör gefunden, werden im nächsten Schritt gemeinsame Ziele festgelegt *(Arbeitsblatt I7: Unsere gemeinsamen Ziele)*, hinter denen sowohl Eltern als auch Jugendlicher stehen. Gegebenenfalls müssen Kompromisse ausgehandelt werden, um sicherzustellen, dass alle motiviert an der Verwirklichung arbeiten.

Themenblock IV: Etablierung von Familienregeln

Damit die gemeinsamen Ziele erreicht werden können, ist es wichtig, dass innerhalb der Familie Einigkeit herrscht bezüglich Regeln und Absprachen, die eingehalten werden sollen. Wenn die Eltern und der

Jugendliche Erwartungen aneinander haben, die dem anderen nicht bewusst sind, wird dies immer wieder zu Konflikten führen. Diese Familienregeln sollen im Folgenden gemeinsam erarbeitet werden.

Zunächst erfolgt eine Bestandsaufnahme hinsichtlich bereits in der Familie bestehender Regeln und Vereinbarungen. Gibt es über bestimmte Regeln einen Konsens in der Familie oder herrscht Uneinigkeit (u. U. auch zwischen den Eltern), welche Regeln der Jugendliche einhalten soll?

Anschließend wird eine gemeinsame Liste mit allen potenziellen Familienregeln erstellt, die nach Einschätzung von Eltern und/oder Jugendlichem für das familiäre Zusammenleben wichtig sind und immer wieder Anlass zu Konflikten geben. Daraus werden die zentralen Punkte ausgewählt, denen alle zustimmen können, und auf dem *Arbeitsblatt I8: Familienregeln* festgehalten. Es sollten zu Beginn maximal 2 bis 3 Regeln aufgestellt werden, um konzentriertes Üben zu ermöglichen und Nebenschauplätze zu unterbinden. Wenn die Einhaltung der zentralen Regeln funktioniert, können zusätzliche Regeln vereinbart werden.

Bei der Formulierung von Familienregeln sind bestimmte Aspekte zu beachten:

- Bei der Auswahl der ersten Familienregeln können Situationen als Hinweis dienen, die zu Hause immer wieder zu Auseinandersetzungen führen.
- Die Familienregeln sollen möglichst konkret formuliert sein (Für wen und in welchen Situationen gelten die Regeln?).
- Für wen die Regeln gelten, kann unterschiedlich sein: nur für die Eltern, nur für den Jugendlichen oder für Eltern und Jugendlichen (z. B. die Privatsphäre des anderen zu respektieren, nicht das Zimmer betreten ohne anzuklopfen).
- Die Eltern sollten dem Jugendlichen vermitteln, warum die Regel für sie wichtig ist.
- Die Einhaltung der Familienregeln muss für die Eltern überprüfbar sein.
- Es ist darauf zu achten, dass die diskutierten Familienregeln auch Bezug zu den vorab gemeinsam definierten Veränderungszielen haben.
- Es kann aber auch trotz dieser Vorbesprechungen zu einer niedrigen Kooperationsbereitschaft kommen, da Jugendliche die Einführung von Regeln, an die sie sich vorher nicht halten mussten, häufig als aversive Einschränkung ihrer Freiheit empfinden.
- Widerstände oder Vorbehalte des Jugendlichen sollten aufgegriffen werden, indem die Wünsche des Jugendlichen für das Zusammenleben in der Familie erfragt werden. Wenn es häufig Konflikte gibt, werden die Jugendlichen wahrscheinlich auch den Wunsch nach weniger Streit und einem harmonischeren Zusammenleben in der Familie äußern. In dem Fall sollte erklärt werden, dass die Einführung der Familienregeln genau der Vorbeugung von Konfliktsituationen dient, indem klare Absprachen getroffen werden hinsichtlich der Erwartungen an das Verhalten der einzelnen Familienmitglieder. Es werden dadurch Auseinandersetzungen reduziert und die Beziehung zwischen Eltern und Jugendlichem verbessert.

Nachdem die Familienregeln aufgestellt sind, werden gemeinsam mit Eltern und Jugendlichem die Konsequenzen einer Missachtung der Regeln festgelegt. Der Therapeut unterstützt die Familie bei der Auswahl geeigneter Konsequenzen. Familienregeln und Konsequenzen werden auf dem *Arbeitsblatt I8: Familienregeln* festgehalten.

Aufgabe der Woche

Eltern und Jugendlicher erhalten die Aufgabe, in der kommenden Woche die vereinbarten Familienregeln umzusetzen und gemeinsam auf die Einhaltung zu achten *(Arbeitsblatt I9: Aufgabe der Woche für Eltern (Einheit 2)* und *Arbeitsblatt I10: Aufgabe der Woche für Jugendliche (Einheit 2))*. Zu Beginn der nächsten Therapiestunde sollte ein kurzes gemeinsames Gespräch mit Eltern und Jugendlichem stattfinden, um die Erfahrungen mit den Regeln nachzubesprechen.

6.5.11 Modul J: Die eigene Gesundheit im Blick behalten (Für Eltern)

Ziele des Moduls	Im Rahmen dieses Moduls sollen mit den Eltern Strategien erarbeitet werden, wie sie ihre eigene Gesundheit im Blick behalten können. Für den Fall, dass bei den Eltern bereits bestimmte Symptome bestehen (z.B. depressiven Verstimmung), können adäquate Behandlungsmöglichkeiten besprochen werden.

Therapieeinheit J1	
Ziel der Einheit	Psychoedukation, Analyse der elterlichen Gesundheit, Erwerb von Strategien zur Selbstfürsorge
Inhalte	• Themenblock I: Psychoedukation • Themenblock II: Analyse der elterlichen Gesundheit • Themenblock III: Strategien zur Selbstfürsorge • Aufgabe der Woche
Teilnehmer	mindestens ein Elternteil, Therapeut

Themenblock I: Psychoedukation

Zunächst werden den Eltern Informationen zur Verfügung gestellt, welche Risiken für sie bestehen und die Bedeutung der eigenen Gesundheit für die gesamte Familie aufgezeigt:

- Eltern von Kindern mit ADHS sind emotional häufiger stärker belastet und erleben elterlichen Stress in höherem Maß als Eltern von gesunden Kindern (Edwards et al., 2001; Pimentel, Vieira-Santos, Santos & Vale, 2011).
- Über die emotionale Belastung hinausgehend leiden diese Eltern häufig auch an manifesten psychischen Störungen (z.B. Depressionen). Die psychischen Störungen wirken sich in negativer Weise auf die Qualität des Erziehungsverhaltens, die Beziehungsgestaltung und damit die Eltern-Kind-Interaktion insgesamt aus (Chi & Hinshaw, 2002).
- Bei etwa 25% der Kinder und Jugendlichen mit ADHS ist auch mindestens ein Elternteil von ADHS betroffen und mehr als 50% der Eltern mit ADHS haben selbst ein Kind mit ADHS (Weiss, Hechtman & Weiss, 2000). Elterliches ADHS ist assoziiert mit Einschränkungen im Erziehungsverhalten und einer höheren Anzahl an Konflikten im familiären Rahmen (Harvey, Danforth, McKee, Ulaszek & Friedman, 2003; Murray & Johnston, 2006).
- Um zu verhindern, dass sich aus emotionalem Stress, der durch schwierige Erziehungssituationen oder durch andere Belastungen entsteht, im Verlauf manifeste psychische Erkrankungen entwickeln, ist es wichtig, dass Eltern ihre eigene Gesundheit im Blick behalten. Dies ist nicht nur für die Eltern selbst wichtig, sondern spielt auch eine wichtige Rolle im Hinblick auf den Umgang mit ihren Kindern. Nur Eltern, die selbst noch genug eigene Kraftreserven haben, werden auch bei schwierigen Erziehungssituationen noch angemessen und geduldig reagieren können.

Themenblock II: Analyse der elterlichen Gesundheit

Der Therapeut führt gemeinsam mit den Eltern eine Bestandsaufnahme der eigenen Gesundheit durch. Wie schätzen die Eltern aktuell ihre eigene Gesundheit ein? Erleben sie psychische oder körperliche Symptome? Liegen Erkrankungen vor, die bereits zu Einschränkungen führen und das familiäre Zusammenleben belasten?

Bemerkt der Therapeut hier deutliche emotionale Belastungssymptome mit dem Risiko der Ausbildung einer psychischen Erkrankung oder hat er Grund zu der Annahme, dass bereits eine manifeste psychische Störung vorliegt, ist es sinnvoll, mit den Eltern anhand von Screeningfragen zu Leidensdruck und Beeinträchtigung in verschiedenen Bereichen (z.B. Beruf, Familie, Freizeit, außerberufliche Kontakte, Paarebene) die Kriterien für die Verdachtsdiagnose zu besprechen. Es wird eruiert, welche der Kriterien nach Einschätzung der Eltern zutreffen. Im Folgenden sind Beispiele für Symptome bei einer depressiven Episode aufgeführt.

Mögliche Symptome einer depressiven Episode

- gedrückte Stimmung
- Interessensverlust an normalerweise angenehmen Aktivitäten
- Verminderung des Antriebs, erhöhte Ermüdbarkeit
- Konzentrations- und Aufmerksamkeitsprobleme
- Verlust von Selbstwertgefühl und Selbstvertrauen
- Schuldgefühle und Gefühle von Wertlosigkeit
- Zukunftsperspektive negativ und pessimistisch
- Schlafstörungen
- Appetitverlust
- Suizidgedanken, erfolgte Selbstverletzung und suizidale Handlungen

Erhärtet sich der Verdacht einer manifesten psychischen Störung, werden weitere mögliche Behandlungsschritte besprochen.

Grundsätzlich bieten sich zwei verschiedene bzw. komplementäre Behandlungsoptionen an:

1. Pharmakotherapie: Für die meisten psychischen Störungen sind Medikamente zugelassen, welche die Symptomatik wirksam reduzieren und zu einer psychischen Entlastung führen. Ein Facharzt für Psychiatrie wird nach einer genauen Anamnese eine individuell abgestimmte Therapie einleiten und begleiten.
2. Psychotherapie: Eine weitere Behandlungsmöglichkeit stellt die Psychotherapie dar. Hier behandelt ein Psychotherapeut die Symptomatik in Form von meist wöchentlichen Gesprächssitzungen in Verbindung mit Übungsaufgaben zur Verfestigung des Erlernten. Psychotherapie wird häufig ergänzend zur Pharmakotherapie eingesetzt.

Die Behandlung kann ambulant oder stationär in einer Klinik stattfinden. Eine stationäre Behandlung kann dann notwendig werden, wenn die Symptomatik so ausgeprägt ist, dass der Alltag nicht mehr oder nur mit sehr viel Mühe bewältigt werden kann oder z. B. eine Eigengefährdung in Form von Suizidgedanken oder -plänen vorliegt.

Nachdem die Eltern Information zu ihren Optionen erhalten haben, wird besprochen, wie sie ihre Situation bzw. den Behandlungsbedarf einschätzen und welche Behandlungsmöglichkeiten für sie in Frage kommen. Sind die Eltern aufgrund ihrer Erkrankung bereits in psychiatrischer oder psychotherapeutischer Behandlung, wird evaluiert, ob die Behandlung als wirksam und ausreichend erlebt wird, und gegebenenfalls empfohlen, das Gespräch mit dem Behandler zu suchen.

Wenn sich die Eltern vorstellen können, sich aufgrund ihrer Symptomatik in Behandlung zu begeben, unterstützt der Therapeut sie bei der Suche nach geeigneten Ansprechpartnern (z. B. Krankenkassen, die Listen mit niedergelassenen Therapeuten oder Psychiatern zur Verfügung stellen). Die Eltern sollten am Ende des Therapiemoduls über konkrete Kontaktdaten von Personen oder Institutionen verfügen, an die sie sich wenden können.

Themenblock III: Strategien zur Selbstfürsorge

Unabhängig von der psychiatrischen/psychotherapeutischen Behandlung gibt es Strategien, die das gesundheitliche Wohlbefinden stärken (eine Übersicht findet sich auf dem *Arbeitsblatt J1: Strategien für körperliches Wohlbefinden (Für Mütter oder Väter),* in Anlehnung an das Modell „ABC GESUND“ von Bohus & Wolf-Arehult, 2013). Diese Strategien werden den Eltern vorgestellt. Danach werden mit den Eltern individuelle Psychohygiene-Strategien identifiziert, mit deren Hilfe sie im Alltag besser auf ihre Gesundheit achten können.

Aufgabe der Woche

Die Eltern überlegen bis zur nächsten Sitzung, ob sie weitere Schritte zur Behandlung ihrer Symptomatik unternehmen wollen und leiten gegebenenfalls bereits die ersten notwendigen Schritte dafür ein. Sie erhalten weiterhin die Aufgabe, 3 Strategien zur Selbstfürsorge auszuwählen und während der kommenden Woche umzusetzen *(Arbeitsblatt J2: Aufgabe der Woche für Eltern (Einheit 1)).*

Therapieeinheit J2	
Ziel der Einheit	Vertiefung der Strategien zur Selbstfürsorge, weitere Behandlungsplanung
Inhalte	• Besprechung von Wochenverlauf und Aufgabe der Woche • Themenblock IV: Vertiefung des Themas Selbstfürsorge • Aufgabe der Woche
Teilnehmer	mindestens ein Elternteil, Therapeut

Besprechung von Wochenverlauf und Aufgabe der Woche

Verlauf der letzten Woche: Wie ging es den Eltern? Gab es besondere Belastungsmomente? Wie stark ausgeprägt haben sie ihre Symptomatik erlebt?

Aufgabe der Woche: Haben sich die Eltern entschieden, ob eine Behandlung für sie sinnvoll wäre? Wurden in diesem Fall die ersten Schritte eingeleitet (z.B. Ansprechpartner für Adressen von Psychiatern/Psychotherapeuten kontaktiert)? Falls hier Schwierigkeiten aufgetreten sind, berät der Therapeut vertieft oder unterstützt in der Therapiesitzung bei der Kontaktanbahnung.

Themenblock IV: Vertiefung des Themas Selbstfürsorge

Zunächst werden die bisherigen Erfahrungen der Eltern in Bezug auf Selbstfürsorge besprochen. Schaffen sie es regelmäßig, sich um sich selbst zu kümmern? Falls nicht, ist der Grund zu eruieren: Liegt die Problematik z.B. im Finden von Zeit, in der Unterschätzung der Wichtigkeit, schlechtem Gewissen der Familie gegenüber oder anderen Faktoren? Falls sich hier Blockaden zeigen, sollten diese im Ansatz thematisiert (z.B. durch Hinweis auf positive Auswirkungen) und ein „Selbstfürsorge auf Probe"-Pakt für den Zeitraum der Therapie geschlossen werden. In der Abschlussstunde können die Erfahrungen der Eltern nachbereitet und über die Beibehaltung der Selbstfürsorgestrategien entschieden werden.

Im Anschluss werden die auf dem *Arbeitsblatt J1: Strategien für körperliches Wohlbefinden (Für Mütter oder Väter)* aufgeführten Strategien zur Selbstfürsorge wiederholt. Es wird zu jeder Strategie erfragt, ob die Eltern hier Verbesserungsbedarf bei sich sehen würden oder die Strategie bereits adäquat/ausreichend umsetzen.

Zum Abschluss werden für jede Strategie konkrete Beispiele für eine bessere Umsetzung schriftlich festgehalten. Zur Kategorie „Raum für Positives einrichten" kann eine Liste angenehmer Aktivitäten herangezogen werden, woraus die Eltern „Wohlfühlinseln im Alltag" auswählen, die sie im Alltag oder (falls sie sich darauf nicht einlassen können) nur in stressigen Zeiten einsetzen können.

Aufgabe der Woche

Die Eltern haben die fortlaufende Aufgabe, sich um eine angemessene eigene Behandlung zu bemühen (Planung, notwendige Schritte einleiten, Unterstützung organisieren). Die Strategien zur Selbstfürsorge sollen beibehalten und zu einem festen Bestandteil der Alltagsgestaltung werden.

6.5.12 Abschlussmodul: Wiederholung der wichtigsten Therapieinhalte

Abschlusseinheit 1	
Ziel der Einheit	Wiederholung und Vertiefung der wichtigsten Therapieinhalte
Teilnehmer	Jugendlicher, Therapeut, falls ein Modul mit Elternbeteiligung durchgeführt wurde: mindestens ein Elternteil

Diese Einheit dient dazu, unter Verwendung der gesammelten Arbeitsmaterialien einen Gesamtüberblick über die Inhalte der Therapie zu erhalten. Dabei wird reflektiert, welche Fortschritte der Jugendliche in Bezug auf seine ADHS-Symptomatik beobachtet hat und in welchen Bereichen er weiteren Verbesserungsbedarf sieht.

Im ersten Teil der Wiederholung wird Bezug genommen auf die zu Therapiebeginn berichtete Problematik durch die ADHS: Welche Schwierigkeiten bestanden? Was waren die gemeinsam festgelegten Therapieziele? Hierfür kann auf die Arbeitsblätter aus den Basiseinheiten 1 und 2 zurückgegriffen werden, in denen das individuelle Störungsmodell erarbeitet wurde und anhand dessen die Module für die Behandlung ausgewählt wurden.

Im Anschluss an die Rekapitulation des Anfangszustandes und der Veränderungswünsche/Ziele des Jugendlichen werden die wichtigsten Inhalte der bearbeiteten Module durchgesprochen. Der Therapeut fasst den Inhalt des Moduls zusammen und erfragt, was der Jugendliche noch zu der Umsetzung der einzelnen Strategien weiß, ob er sie beibehalten hat. Der Therapeut ergänzt die Aussagen des Jugendlichen, indem die Arbeitsblätter des Moduls nochmal gemeinsam durchgegangen werden.

Beispielinstruktion:

In Modul A, das wir zusammen bearbeitet haben, ging es um eine Verbesserung der Alltagsstrukturierung. Wir haben dazu Techniken erarbeitet, wie du dich im Alltag besser organisieren kannst, indem du z. B. regelmäßig einen Kalender führst. Außerdem haben wir besprochen, wie man komplexe Aufgaben gut bewältigen kann, indem man die „Salami-Taktik" anwendet. Weißt du noch, wie man die Salami-Taktik anwendet und was bei einer besseren Alltagsstrukturierung hilft?

Nach der inhaltlichen Wiederholung aller behandelten Module folgt ein gemeinsames Resümee bezüglich der Wirksamkeit der Strategien im Hinblick auf die ADHS-Symptomatik und die daraus resultierenden Schwierigkeiten *(Abschlussarbeitsblatt 1: Was hat mir geholfen?)*. Ziel ist hier zum einen, den Jugendlichen dafür zu sensibilisieren, was für ihn hilfreich bei der Alltagsbewältigung ist und ihn auch in Zukunft unterstützen kann, sowie ihm ein Gefühl von Selbstwirksamkeit zu vermitteln.

In welchen Bereichen sieht er positive Veränderungen?

Gibt es Problembereiche, die durch die Therapie vollständig gelöst wurden?

Welche Strategien waren hilfreich dabei?

Wie regelmäßig werden die hilfreichen Strategien aktuell eingesetzt? Wenn der Jugendliche sie nicht regelmäßig einsetzt, überlegen Sie gemeinsam, wie er die Strategien besser in seinen Alltag integrieren kann.

Zum anderen kann sich der Jugendliche hier einen Überblick über weiterhin problematische Bereiche verschaffen. Es besteht dann an dieser Stelle die Möglichkeit, zu diesen Bereichen weitere Lösungsmöglichkeiten zu besprechen *(Abschlussarbeitsblatt 2: Was soll noch besser werden?)*.

Modul H oder I durchgeführt:
Nach der gemeinsamen Wiederholung der Modulinhalte wird dezidiert exploriert, was sich im Zusammenleben zu Hause verbessert hat und welche Strategien dafür hilfreich waren.

In welchen Bereichen sieht die Familie noch Verbesserungsbedarf? Hier wird gemeinsam erarbeitet, welche der behandelten oder von der Familie neu eingebrachten Strategien hilfreich sein könnten, um in den gewünschten Bereichen Verbesserungen zu erreichen. Auch hierfür kann *Abschlussarbeitsblatt 1: Was hat mir geholfen?* und *Abschlussarbeitsblatt 2: Was soll noch besser werden?* herangezogen werden.

Aufgabe der Woche

Als Wochenaufgabe werden aus den zusammengetragenen Strategien mindestens 2 ausgewählt, die der Jugendliche (bzw. bei Modul H oder I Eltern und Jugendlicher) in der Woche verstärkt üben möchte *(Abschlussarbeitsblatt 3: Aufgabe der Woche)*.

Abschlusseinheit 2	
Ziel der Einheit	Planung der weiterführenden Behandlung des Jugendlichen, Resümee der Therapie
Teilnehmer	Jugendlicher, Eltern, Therapeut

Zum Abschluss der Therapie wird gemeinsam mit dem Jugendlichen und den Eltern ein Resümee über die Therapie gezogen. Vor allem, wenn die Therapie keine Module mit Elternbeteiligung beinhaltet hat, ist dieser Punkt hochrelevant, da nur hier Feedback zur Sichtweise der Eltern eingeholt werden kann.

Der Jugendliche und die Eltern schildern jeweils den Verlauf der Therapie aus ihrer Sicht: Welche Erwartungen hatten sie an die Therapie? Was hat sich positiv verändert im Hinblick auf die Symptomatik des Jugendlichen und auf die Beziehungsgestaltung zwischen Eltern und Jugendlichem insgesamt.

Gemeinsam wird auch besprochen, ob es Bereiche gibt, die sich weiterhin schwierig gestalten (z. B. verlässliche Absprachen zwischen Jugendlichem und Eltern) und wie damit umgegangen werden kann. Unter Mediation des Therapeuten kann hier versucht werden, einen Kompromiss zu finden.

Der Hauptteil der letzten Einheit ist der Planung der weiterführenden Behandlung des Jugendlichen gewidmet. Es ist wichtig, zu vermitteln, dass eine Weiterbehandlung in jedem Fall notwendig ist, um die erreichten Fortschritte zu stabilisieren und eine erneute Verschlechterung der Symptomatik zu verhindern. Der Therapeut plant hier mit der Familie zusammen möglichst konkret die nächsten Schritte:

- Soll die weitere Behandlung in Form von kinder- und jugendpsychiatrischen Vorstellungsterminen im größeren zeitlichen Abstand (z. B. zur Kontrolle der Medikation) stattfinden oder erscheint eine engmaschigere Behandlung sinnvoll?
- Falls die Behandlung nicht beim gleichen Therapeuten fortgeführt werden kann: Besteht bereits Kontakt zu einem Arzt/Psychotherapeuten, der die weitere Behandlung übernimmt oder muss erst ein neuer Behandler gefunden werden? Besteht noch kein Kontakt zu einem Behandler, wird besprochen, wohin sich die Familie wenden kann (z. B. Liste mit niedergelassenen Ärzten/Psychotherapeuten von der Krankenkasse).
- Erscheint eine kombinierte ärztliche und psychotherapeutisch Behandlung sinnvoll?
- Brauchen die Eltern zusätzlich Unterstützung im Hinblick auf schwierige Erziehungssituationen? Ist in dieser Hinsicht eventuell eine Kontaktaufnahme mit dem Jugendamt oder einer Erziehungsberatungsstelle zu empfehlen?

Literatur

Abikoff, H., Gallagher, R., Wells, K.C., Murray, D.W., Huang, L., Lu, F. & Petkova, E. (2013). Remediating organizational functioning in children with ADHD: immediate and long-term effects from a randomized controlled trial. *Journal of Consulting and Clinical Psychology, 81* (1), 113–128.

American Psychiatric Association. (2013). *Diagnostic and Statistical Manual of Mental Disorders, Fifth Edition (DSM-5™)*. Arlington, VA: American Psychiatric Association. http://doi.org/10.1176/appi.books.9780890425596

American Psychiatric Association. (2018). *Diagnostisches und Statistisches Manual Psychischer Störungen – DSM-5®* (Deutsche Ausgabe herausgegeben von Peter Falkai und Hans-Ulrich Wittchen, mitherausgegeben von Manfred Döpfner et al., 2. korr. Aufl.). Göttingen: Hogrefe.

Antshel, K.M., Faraone, S.V. & Gordon, M. (2014). Cognitive behavioral treatment outcomes in adolescent ADHD. *Journal of Attention Disorders, 18* (6), 483–495. http://doi.org/10.1177/1087054712443155

Arbeitsgemeinschaft der Wissenschaftlichen Medizinischen Fachgesellschaften (AWMF). (Hrsg.). (2017). *Langfassung der interdisziplinären evidenz- und konsenbasierten (S3) Leitlinie „Aufmerksamkeitsdefizit-/Hyperaktivitätsstörung (ADHS) im Kindes-, Jugend- und Erwachsenenalter“* (AWMF-Registernummer 028-045). Verfügbar unter https://www.awmf.org/uploads/tx_szleitlinien/028-045l_S3_ADHS_2018-06.pdf

Barkley, R.A., Anastopoulos, A.D., Guevremont, D.C. & Fletcher, K.E. (1992). Adolescents with attention deficit hyperactivity disorder: mother-adolescent interactions, family beliefs and conflicts, and maternal psychopathology. *Journal of Abnormal Child Psychology, 20* (3), 263–288.

Barkley, R.A., Edwards, G. , Laneri, M., Fletcher, K. & Metevia, L. (2001). The efficacy of problem-solving communication training alone, behavior management training alone, and their combination for parent-adolescent conflict in teenagers with ADHD and ODD. *Journal of Consulting and Clinical Psychology, 69* (6), 926–941.

Barkley, R.A., Fischer, M., Edelbrock, C.S. & Smallish, L. (1990). The adolescent outcome of hyperactive children diagnosed by research criteria: I. An 8-year prospective follow-up study. *Journal of the American Academy of Child and Adolescent Psychiatry, 29* (4), 546–557.

Barkley, R.A., Fischer, M., Smallish, L. & Fletcher, K. (2006). Young adult outcome of hyperactive children: adaptive functioning in major life activities. *Journal of the American Academy of Child and Adolescent Psychiatry, 45* (2), 192–202. http://doi.org/10.1097/01.chi.0000189134.97436.e2

Beck, A., Rush, A., Shaw, B. & Emery, G. (1981). *Kognitive Therapie der Depression*. München: Urban & Schwarzenberg.

Biederman, J., Mick, E., Faraone, S.V., Braaten, E., Doyle, A., Spencer, T. et al. (2002). Influence of gender on attention deficit hyperactivity disorder in children referred to a psychiatric clinic. *American Journal of Psychiatry, 159* (1), 36–42. http://doi.org/10.1176/appi.ajp.159.1.36

Biederman, J., Petty, C.R., Evans, M., Small, J. & Faraone, S.V. (2010). How persistent is ADHD? A controlled 10-year follow-up study of boys with ADHD. *Psychiatry Research, 177* (3), 299–304. http://doi.org/10.1016/j.psychres.2009.12.010

Biederman, J., Spencer, T.J., Monuteaux, M.C. & Faraone, S.V. (2010). A naturalistic 10-year prospective study of height and weight in children with attention-deficit hyperactivity disorder grown up: sex and treatment effects. *Journal of Pediatrics, 157* (4), 635–640. http://doi.org/10.1016/j.jpeds.2010.04.025

Bohus, M. & Wolf-Arehult, M. (2013). *Interaktives Skillstraining bei Borderlinepatienten*. Stuttgart: Schattauer Verlag.

Boyer, B.E., Geurts, H.M., Prins, P.J. & Van der Oord, S. (2015). Two novel CBTs for adolescents with ADHD: the value of planning skills. *European Child & Adolescent Psychiatry, 24* (9), 1075–1090. http://doi.org/10.1007/s00787-014-0661-5

Boyer, B.E., Geurts, H.M., Prins, P.J. & Van der Oord, S. (2016). One-year follow-up of two novel CBTs for adolescents with ADHD. *European Child & Adolescent Psychiatry, 25* (3), 333–337. http://doi.org/10.1007/s00787-015-0776-3

Briars, L. & Todd, T. (2016). A Review of Pharmacological Management of Attention-Deficit/Hyperactivity Disorder. *Journal of Pediatric Pharmacology and Therapeutics, 21* (3), 192–206. http://doi.org/10.5863/1551-6776-21.3.192

Buitelaar, J.K. (2017). Optimising treatment strategies for ADHD in adolescence to minimise ‚lost in transition‘ to adulthood. *Epidemiology and Psychiatric Sciences, 26* (5), 448–452. http://doi.org/10.1017/S2045796017000154

Bussing, R., Koro-Ljungberg, M., Noguchi, K., Mason, D., Mayerson, G. & Garvan, C.W. (2012). Willingness to use ADHD treatments: a mixed methods study of perceptions by adolescents, parents, health professionals and teachers. *Social Science & Medicine, 74* (1), 92–100. http://doi.org/10.1016/j.socscimed.2011.10.009

Chan, E., Fogler, J.M., Hammerness, M. & Hammerness, P.G. (2016). Treatment of Attention-Deficit/Hyperactivity Disorder in Adolescents: A Systematic Review. *Journal of the American Medical Association, 315* (18), 1997–2008. http://doi.org/10.1001/jama.2016.5453

Charach, A., Figueroa, M., Chen, S., Ickowicz, A. & Schachar, R. (2006). Stimulant treatment over 5 years: effects on growth. *Journal of the American Academy of Child and Adolescent Psychiatry, 45* (4), 415–421. http://doi.org/10.1097/01.chi.0000199026.91699.20

Chi, T.C. & Hinshaw, S.P. (2002). Mother-child relationships of children with ADHD: the role of maternal depressive symptoms and depression-related distortions. *Journal of Abnormal Child Psychology, 30* (4), 387–400. http://doi.org/10.1023/A:1015770025043

Coghill, D.R., Caballero, B., Sorooshian, S. & Civil, R. (2014). A systematic review of the safety of lisdexamfetamine dimesylate. *CNS Drugs, 28* (6), 497–511. http://doi.org/10.1007/s40263-014-0166-2

D'Amelio, R., Retz, W., Philipsen, A. & Rösler, M. (2009). *Psychoedukation und Coaching. ADHS im Erwachsenenalter. Manual zur Leitung von Patienten- und Angehörigengruppen.* München: Urban und Fischer.

D'Zurilla, T.J. & Goldfried, M.R. (1971). Problem solving and behavior modification. *Journal of Abnormal Child Psychology, 78* (1), 107–126. http://doi.org/10.1037/h0031360

Dalsgaard, S. (2013). Attention-deficit/hyperactivity disorder (ADHD). *European Child & Adolescent Psychiatry, 22* (Suppl. 1), 43–48. http://doi.org/10.1007/s00787-012-0360-z

Dilling, H., Mombour, W. & Schmidt, H. (2015). *Internationale Klassifikation psychischer Störungen. ICD-10 Kapitel V (F) – Klinisch-diagnostische Leitlinien* (10., überarb. Aufl.). Bern: Hogrefe.

Dilling, H., Mombour, W., Schmidt, M. H. & Schulte-Markwort, E. (2016). *Internationale Klassifikation psychischer Störungen. ICD-10 Kapitel V (F). Diagnostische Kriterien für Forschung und Praxis* (6., überarb. Aufl. unter Berücksichtigung der Änderungen gemäß ICD-10-GM). Bern: Hogrefe.

Döpfner, M., Breuer, D., Schürmann, S., Wolff Metternich, T., Rademacher, C. & Lehmkuhl, G. (2004). Effectiveness of an adaptive multimodal treatment in children with attention deficit hyperactivity disorder – global outcome. *European Child & Adolescent Psychiatry, 13* (Suppl. 1), i117–i129.

Döpfner, M. & Görtz-Dorten, A. (2017). *Diagnostik-System für psychische Störungen nach ICD-10 und DSM-5 für Kinder- und Jugendliche – III (DISYPS-III).* Bern: Hogrefe.

Döpfner, M., Schürmann, S. & Frölich, J. (2013). *Therapieprogramm für Kinder mit hyperkinetischem und oppositionellem Problemverhalten (THOP).* Weinheim: Beltz.

Edwards, G., Barkley, R.A., Laneri, M., Fletcher, K. & Metevia, L. (2001). Parent-adolescent conflict in teenagers with ADHD and ODD. *Journal of Abnormal Child Psychology, 29* (6), 557–572. http://doi.org/10.1023/A:1012285326937

Evans, S.W., Owens, J.S. & Bunford, N. (2014). Evidence-based psychosocial treatments for children and adolescents with attention-deficit/hyperactivity disorder. *Journal of Clinical Child & Adolescent Psychology, 43* (4), 527–551. http://doi.org/10.1080/15374416.2013.850700

Evans, S.W., Schultz, B.K., Demars, C.E. & Davis, H. (2011). Effectiveness of the Challenging Horizons After-School Program for young adolescents with ADHD. *Behavior Therapy, 42* (3), 462–474. http://doi.org/10.1016/j.beth.2010.11.008

Faraone, S.V. (2009). Using Meta-analysis to Compare the Efficacy of Medications for Attention-Deficit/Hyperactivity Disorder in Youths. *Pharmacy and Therapeutics, 34* (12), 678–694.

Faraone, S.V. (2012). Understanding the effect size of lisdexamfetamine dimesylate for treating ADHD in children and adults. *Journal of Attention Disorders, 16* (2), 128–137. http://doi.org/10.1177/1087054710379738

Faraone, S.V., Biederman, J., Monuteaux, M. & Spencer, T. (2005). Long-term effects of extended-release mixed amphetamine salts treatment of attention- deficit/hyperactivity disorder on growth. *Journal of Child and Adolescent Psychopharmacology, 15* (2), 191–202. http://doi.org/10.1089/cap.2005.15.191

Faraone, S.V. & Glatt, S.J. (2010). A comparison of the efficacy of medications for adult attention-deficit/hyperactivity disorder using meta-analysis of effect sizes. *Journal of Clinical Psychiatry, 71* (6), 754–763. http://doi.org/10.4088/JCP.08m04902pur

Faraone, S.V., Spencer, T., Aleardi, M., Pagano, C. & Biederman, J. (2004). Meta-analysis of the efficacy of methylphenidate for treating adult attention-deficit/hyperactivity disorder. *Journal of Clinical Psychopharmacology, 24* (1), 24–29. http://doi.org/10.1097/01.jcp.0000108984.11879.95

Fleischhaker, C. & Schulz, E. (2010). *DBTA-Borderline-Persönlichkeitsstörungen im Jugendalter.* Heidelberg: Springer.

Gallo, E.F. & Posner, J. (2016). Moving towards causality in attention-deficit hyperactivity disorder: overview of neural and genetic mechanisms. *Lancet Psychiatry, 3* (6), 555–567. http://doi.org/10.1016/S2215-0366(16)00096-1

Garbe, E., Mikolajczyk, R.T., Banaschewski, T., Petermann, U., Petermann, F., Kraut, A.A. & Langner, I. (2012). Drug treatment patterns of attention-deficit/hyperactivity disorder in children and adolescents in Germany: results from a large population-based cohort study. *Journal of Child and Adolescent Psychopharmacology, 22* (6), 452–458.

Geissler, J., Jans, T., Banaschewski, T., Becker, K., Renner, T., Brandeis, D. et al. (2018). Individualised short-term therapy for adolescents impaired by attention-deficit/hyperactivity disorder despite previous routine care treatment (ESCAadol)-Study protocol of a randomised controlled trial within the consortium ESCAlife. *Trials, 19* (1), 254.

Gerlach, M. (2002). ADHS. Stimulanzien-Therapie: Gefahr für Kinder- und Jugendliche? *Neuro-Transmitter, 7–8*, 69–72.

Gerlach, M., Mehler-Wex, C., Walitza, S., Warnke, A. & Wewetzer, C. (2009). *Neuro-Psychopharamaka im Kindes- und*

Jugendalter. Grundlagen und Therapie. Berlin: Springer. http://doi.org/10.1007/978-3-211-79275-9

Hanwella, R., Senanayake, M. & de Silva, V. (2011). Comparative efficacy and acceptability of methylphenidate and atomoxetine in treatment of attention deficit hyperactivity disorder in children and adolescents: a meta-analysis. *BMC Psychiatry, 11*, 176. http://doi.org/10.1186/1471-244X-11-176

Harvey, E., Danforth, J.S., McKee, T.E., Ulaszek, W.R. & Friedman, J.L. (2003). Parenting of children with Attention-Defecit/Hyperactivity Disorder (ADHD): The role of parental ADHD symptomatology. *Journal of Attention Disorders , 7* (1), 31–42. http://doi.org/10.1177/108705470300700104

Hesslinger, B., Philipsen, A. & Richter, H. (2004). *Psychotherapie der ADHS im Erwachsenenalter: Ein Arbeitsbuch*. Göttingen: Hogrefe.

Hirota, T., Schwartz, S. & Correll, C.U. (2014). Alpha-2 agonists for attention-deficit/hyperactivity disorder in youth: a systematic review and meta-analysis of monotherapy and add-on trials to stimulant therapy. *Journal of the American Academy of Child and Adolescent Psychiatry, 53* (2), 153–173.

Humphreys, K.L., Eng, T. & Lee, S.S. (2013). Stimulant medication and substance use outcomes: a meta-analysis. *JAMA Psychiatry, 70* (7), 740–749. http://doi.org/10.1001/jamapsychiatry.2013.1273

Huss, M., Dirks, B., Gu, J., Robertson, B., Newcorn, J.H. & Ramos-Quiroga, J.A. (2018). Long-term safety and efficacy of guanfacine extended release in children and adolescents with ADHD. *European Child & Adolescent Psychiatry, 27* (10), 1283–1294. http://doi.org/10.1007/s00787-018-1113-4

Huss, M. & Lehmkuhl, U. (2002). Methylphenidate and substance abuse: a review of pharmacology, animal, and clinical studies. *Journal of Attention Disorders, 6* (Suppl. 1), 65–71. http://doi.org/10.1177/070674370200601S09

Ibrahim, K. & Donyai, P. (2015). Drug Holidays From ADHD Medication: International Experience Over the Past Four Decades. *Journal of Attention Disorders, 19* (7), 551–568. http://doi.org/10.1177/1087054714548035

Jans, T. & Jacob, C. (2013). ADHD in Families. In C.B.H. Surman (Ed.), *ADHD in adults. A practical guide to evaluation and management* (pp. 169–190). New York: Springer.

Kawaura, K., Karasawa, J., Chaki, S. & Hikichi, H. (2014). Stimulation of postsynapse adrenergic alpha2A receptor improves attention/cognition performance in an animal model of attention deficit hyperactivity disorder. *Behavioural Brain Research, 270*, 349–356. http://doi.org/10.1016/j.bbr.2014.05.044

Kohn, J. & Esser, G. (2008). ADHS im Jugend- und Erwachsenenalter. *Monatsschrift Kinderheilkunde, 156* (8), 748–756. http://doi.org/10.1007/s00112-008-1731-x

Legenbauer, T. & Vocks, S. (2014). *Manual der kognitiven Verhaltenstherapie bei Anorexie und Bulimie*. Heidelberg: Springer. http://doi.org/10.1007/978-3-642-20385-5

Mannuzza, S., Klein, R.G., Truong, N.L., Moulton, J.L. 3rd, Roizen, E.R., Howell, K.H. & Castellanos, F.X. (2008). Age of methylphenidate treatment initiation in children with ADHD and later substance abuse: prospective follow-up into adulthood. *American Journal of Psychiatry, 165* (5), 604–609.

McCarthy, S. (2014). Pharmacological interventions for ADHD: how do adolescent and adult patient beliefs and attitudes impact treatment adherence? *Patient Preference and Adherence, 8*, 1317–1327.

Millenet, S., Laucht, M., Hohm, E., Jennen-Steinmetz, C., Hohmann, S., Schmidt, M.H. et al. (2018). Sex-specific trajectories of ADHD symptoms from adolescence to young adulthood. *European Child & Adolescent Psychiatry, 27* (8), 1067–1075. http://doi.org/10.1007/s00787-018-1129-9

Miller, W.R. (1983). Motivational interviewing with problem drinkers. *Behavioural Psychotherapy , 11* (2), 147–172. http://doi.org/10.1017/S0141347300006583

Molina, B.S., Hinshaw, S.P., Swanson, J.M., Arnold, L.E., Vitiello, B., Jensen, P.S. et al. (2009). The MTA at 8 years: prospective follow-up of children treated for combined-type ADHD in a multisite study. *Journal of the American Academy of Child and Adolescent Psychiatry, 48* (5), 484–500.

Mongia, M. & Hechtman, L. (2014). *Cognitive behaviour therapy in adolescents with attention deficit hyperactivity disorder: A pilot study*. Unveröffentlichte Arbeit, McGill University, Montreal.

Morris, G.B. (1993). A Rational-Emotive Treatment program with conduct disorder and attention-deficit hyperactivity disorder adolescents. *Journal of Rational-Emotive and Cognitive-Behavior Therapy, 11* (3), 123–134. http://doi.org/10.1007/BF01074090

Murray, C. & Johnston, C. (2006). Parenting in mothers with and without attention-deficit/hyperactivity disorder. *Journal of Abnormal Psychology, 115* (1), 52–61. http://doi.org/10.1037/0021-843X.115.1.52

Naar-King, S. & Suarez, M. (Hrsg.). (2012). *Motivierende Gesprächsführung mit Jugendlichen und jungen Erwachsenen*. Weinheim: Beltz.

Nikolas, M.A. & Burt, S.a. (2010). Genetic and environmental influences on ADHD symptom dimensions of inattention and hyperactivity: a meta-analysis. *Journal of Abnormal Psychology, 119* (1), 1–17. http://doi.org/10.1037/a0018010

Notzon, D.P., Mariani, J.J., Pavlicova, M., Glass, A., Mahony, A.L., Brooks, D.J. et al. (2016). Mixed-amphetamine salts increase abstinence from marijuana in patients with co-occurring attention-deficit/hyperactivity disorder and cocaine dependence. *American Journal on Addictions, 25* (8), 666–672.

Nussbaum, N.L. (2012). ADHD and female specific concerns: a review of the literature and clinical implications. *Journal of Attention Disorders, 16* (2), 87–100. http://doi.org/10.1177/1087054711416909

Pelham, W.E., Smith, B.H., Evans, S.W., Bukstein, O., Gnagy, E.M., Greiner, A.R. & Sibley, M.H. (2017). The Effectiveness of Short- and Long-Acting Stimulant Medications for Adolescents With ADHD in a Naturalistic Secondary School Setting. *Journal of Attention Disorders, 21* (1), 40–45.

Pennick, M. (2010). Absorption of lisdexamfetamine dimesylate and its enzymatic conversion to d-amphetamine. *Neuropsychiatric Disease and Treatment, 6*, 317–327. http://doi.org/10.2147/NDT.S9749

Philipsen, A. (2012). Psychotherapy in adult attention deficit hyperactivity disorder: implications for treatment and research. *Expert Review of Neurotherapeutics, 12* (10), 1217–1225. http://doi.org/10.1586/ern.12.91

Philipsen, A., Jans, T., Graf, E., Matthies, S., Borel, P., Colla, M. et al. (2015). Effects of Group Psychotherapy, Individual Counseling, Methylphenidate, and Placebo in the Treatment of Adult Attention-Deficit/Hyperactivity Disorder: A Randomized Clinical Trial. *JAMA Psychiatry, 72* (12), 1199–1210.

Pimentel, M.J., Vieira-Santos, S., Santos, V. & Vale, M.C. (2011). Mothers of children with attention deficit/hyperactivity disorder: relationship among parenting stress, parental practices and child behaviour. *Attention Deficit and Hyperactive Disorders, 3* (1), 61–68.

Polanczyk, G., de Lima, M.S., Horta, B.L., Biederman, J. & Rohde, L.A. (2007). The worldwide prevalence of ADHD: a systematic review and metaregression analysis. *American Journal of Psychiatry, 164* (6), 942–948. http://doi.org/10.1176/ajp.2007.164.6.942

Pringsheim, T. & Steeves, T. (2011). Pharmacological treatment for Attention Deficit Hyperactivity Disorder (ADHD) in children with comorbid tic disorders. *Cochrane Database of Systematic Reviews, 4,* CD007990. http://doi.org/10.1002/14651858.CD007990.pub2

Riggs, P.D., Winhusen, T., Davies, R.D., Leimberger, J.D., Mikulich-Gilbertson, S., Klein, C. et al. (2011). Randomized controlled trial of osmotic-release methylphenidate with cognitive-behavioral therapy in adolescents with attention-deficit/hyperactivity disorder and substance use disorders. *Journal of the American Academy of Child and Adolescent Psychiatry, 50* (9), 903–914.

Robb, A. & Findling, R.L. (2013). Challenges in the transition of care for adolescents with attention-deficit/hyperactivity disorder. *Postgraduate Medicine, 125* (4), 131–140. http://doi.org/10.3810/pgm.2013.07.2685

Roschmann, T., Rademacher, C., Kinnen, C., Hautmann, C. & Döpfner, M. (2015). *Wirksamkeit einer angeleiteten Selbsthilfe für Eltern von Jugendlichen mit ADHS – Eine Pilotstudie.* Posterpräsentation bei der Tagung der Deutschen Gesellschaft für Kinder- und Jugendpsychiatrie, Psychosomatik und Psychotherapie in München.

Rösler, M., Retz-Junginger, P., Retz, W. & Stieglitz, R.D. (2008). *Homburger ADHS-Skalen für Erwachsene. Untersuchungsverfahren zur syndromalen und kategorialen Diagnostik der Aufmerksamkeitsdefizit-/Hyperaktivitätsstörung (ADHS) im Erwachsenenalter.* Göttingen: Hogrefe.

Safren, S.a., Otto, M.W., Sprich, S., Winett, C.L., Wilens, T.E. & Biederman, J. (2005). Cognitive-behavioral therapy for ADHD in medication-treated adults with continued symptoms. *Behaviour Research and Therapy, 43* (7), 831–842. http://doi.org/10.1016/j.brat.2004.07.001

Safren, S.a., Perlman, C.A., Sprich, S. & Otto, M.W. (2009). *Kognitive Verhaltenstherapie der ADHS des Erwachsenenalters.* Berlin: Medizinisch Wissenschaftliche Verlagsgesellschaft.

Savill, N.C., Buitelaar, J.K., Anand, E., Day, K.A., Treuer, T., Upadhyaya, H.P. & Coghill, D. (2015). The efficacy of atomoxetine for the treatment of children and adolescents with attention-deficit/hyperactivity disorder: a comprehensive review of over a decade of clinical research. *CNS Drugs, 29* (2), 131–151.

Schlander, M., Trott, G.E. & Schwarz, O. (2010a). The health economics of attention deficit hyperactivity disorder in Germany. Part 1: Health care utilization and cost of illness. *Der Nervenarzt, 81* (3), 289–300.

Schlander, M., Trott, G.E. & Schwarz, O. (2010b). The health economics of attention deficit hyperactivity disorder in Germany. Part 2: Therapeutic options and their cost-effectiveness. *Der Nervenarzt, 81* (3), 301–314.

Schulz von Thun, F. (1981). *Miteinander Reden. 1: Störungen und Klärungen.* Reinbek: Rowohlt Taschenbuch Verlag.

Segenreich, D., Fortes, D., Coutinho, G., Pastura, G. & Mattos, P. (2009). Anxiety and depression in parents of a Brazilian non-clinical sample of attention-deficit/hyperactivity disorder (ADHD) students. *Brazilian Journal of Medical and Biological Research, 42* (5), 465–469.

Segenreich, D., Paez, M.S., Regalla, M.A., Fortes, D., Faraone, S.V., Sergeant, J. & Mattos, P. (2015). Multilevel analysis of ADHD, anxiety and depression symptoms aggregation in families. *European Child & Adolescent Psychiatry, 24* (5), 525–536. http://doi.org/10.1007/s00787-014-0604-1

Sharma, A. & Couture, J. (2014). A review of the pathophysiology, etiology, and treatment of attention-deficit hyperactivity disorder (ADHD). *Annals of Pharmacotherapy, 48* (2), 209–225. http://doi.org/10.1177/1060028013510699

Shire (2015). *Fachinformation Intuniv 2015.* Verfügbar unter https://www.shire.de/-/media/shire/shireglobal/shiregermany/pdffiles/product%20information/fi-intuniv.pdf

Sibley, M.H., Pelham, W.E., Derefinko, K.J., Kuriyan, A.B., Sanchez, F. & Graziano, P.A. (2013). A Pilot Trial of Supporting teens' Academic Needs Daily (STAND): A Parent-Adolescent Collaborative Intervention for ADHD. *Journal of Psychopathology and Behavioral Assessment, 35* (4), 436–449.

Sonuga-Barke, E.J., Brandeis, D., Cortese, S., Daley, D., Ferrin, M., Holtmann, M. et al. (2013). Nonpharmacological interventions for ADHD: systematic review and meta-analyses of randomized controlled trials of dietary and psychological treatments. *American Journal of Psychiatry, 170* (3), 275–289.

Spröber, N., Grieb, J., Ludolph, A., Hautzinger, M. & Fegert, J. (2010). SAVE – ein kognitiv- verhaltenstherapeutisches Gruppentherapieprogramm für Jugendliche mit ADHS: Eine Pilotstudie. *Nervenheilkunde, 29,* 44–51.

Steer, C., Froelich, J., Soutullo, C.A., Johnson, M. & Shaw, M. (2012). Lisdexamfetamine dimesylate: a new therapeutic option for attention-deficit hyperactivity disorder. *CNS Drugs, 26* (8), 691–705. http://doi.org/10.2165/11634340-000000000-00000

Swanson, J.M., Elliott, G.R., Greenhill, L.L., Wigal, T., Arnold, L.E., Vitiello, B. et al. (2007). Effects of stimulant medication on growth rates across 3 years in the MTA follow-up. *Journal of the American Academy of Child and Adolescent Psychiatry, 46* (8), 1015–1027.

Taurines, R., Schmitt, J., Renner, T., Conner, A.C., Warnke, A. & Romanos, M. (2010). Developmental comorbidity in attention-deficit/hyperactivity disorder. *Attention Deficit and Hyperactivity Disorders, 2* (4), 267–289. http://doi.org/10.1007/s12402-010-0040-0

van de Weijer-Bergsma, E., Formsma, A.R., de Bruin, E.I. & Bogels, S.M. (2012). The Effectiveness of Mindfulness Training on Behavioral Problems and Attentional Functioning in Adolescents with ADHD. *Journal of Child and Family Studies, 21* (5), 775–787. http://doi.org/10.1007/s10826-011-9531-7

Vidal, R., Castells, J., Richarte, V., Palomar, G., Garcia, M., Nicolau, R. et al. (2015). Group therapy for adolescents with attention-deficit/hyperactivity disorder: a randomized controlled trial. *Journal of the American Academy of Child and Adolescent Psychiatry, 54* (4), 275–282.

Vloet, T. & Herpertz-Dahlmann, B. (2018). Kinder- und jugendpsychiatrische Störungen. In T. Sauerbruch et al. (Hrsg.), *Therapie-Handbuch. Jahrbuch 2018* (S. 811–818). München: Urban & Fischer.

Vloet, T.D., Konrad, K. & Herpertz-Dahlmann, B. (2009). Psychische Erkrankungen im Kindes- und Jugendalter und ihre Auswirkungen auf das Erwachsenwerden. *Die Psychiatrie, 4*, 199–208. http://doi.org/10.1055/s-0038-1669667

Vloet, T.D., Neufang, S., Herpertz-Dahlmann, B. & Konrad, K. (2006). Neuroimaging data of ADHD, tic-disorder and obsessive-compulsive-disorder in children and adolescents. *Zeitschrift für Kinder- und Jugendpsychiatrie und Psychotherapie, 34* (5), 343–355. http://doi.org/10.1024/1422-4917.34.5.343

Weiss, M., Hechtman, L. & Weiss, G. (2000). ADHD in parents. *Journal of the American Academy of Child and Adolescent Psychiatry, 39* (8), 1059–1061. http://doi.org/10.1097/00004583-200008000-00023

Wigal, S.B., Wong, A.A., Jun, A., Stehli, A., Steinberg-Epstein, R. & Lerner, M.A. (2012). Adverse events in medication treatment-naive children with attention-deficit/hyperactivity disorder: results from a small, controlled trial of lisdexamfetamine dimesylate. *Journal of Child and Adolescent Psychopharmacology, 22* (2), 149–156.

Wilens, T.E., McBurnett, K., Turnbow, J., Rugino, T., White, C. & Youcha, S. (2017). Morning and Evening Effects of Guanfacine Extended Release Adjunctive to Psychostimulants in Pediatric ADHD. *Journal of Attention Disorders, 21* (2), 110–119. http://doi.org/10.1177/1087054713500144

Wilens, T.E., Robertson, B., Sikirica, V., Harper, L., Young, J.L., Bloomfield, R. et al. (2015). A Randomized, Placebo-Controlled Trial of Guanfacine Extended Release in Adolescents With Attention-Deficit/Hyperactivity Disorder. *Journal of the American Academy of Child and Adolescent Psychiatry, 54* (11), 916–925.

Anhang

Übersicht über die Arbeitsblätter auf der CD-ROM

<table>
<tr><th colspan="2">Basismodul – ADHS und ich</th></tr>
<tr><td colspan="2">Basiseinheit 1 (Einführung und Psychoedukation):
Basisarbeitsblatt 1: Steckbrief
Basisarbeitsblatt 2: Informationen zum Thema ADHS
Basisarbeitsblatt 3: Wie zeigt sich ADHS bei mir?
Basisarbeitsblatt 4: ADHS-Symptome und ihre Folgen
Basisarbeitsblatt 5: Aufgabe der Woche (Einheit 1)
Basiseinheit 2 (Psychoedukation und individuelles Störungsmodell):
Basisarbeitsblatt 6: Bisherige Strategien
Basisarbeitsblatt 7: Meine Ziele für die Therapie
Basisarbeitsblatt 8: Positive Aspekte von ADHS
Basisarbeitsblatt 9: Positive Eigenschaften im Zusammenhang mit ADHS
Basisarbeitsblatt 10: Aufgabe der Woche (Einheit 2)</td></tr>
<tr><th colspan="2">Schwerpunktmodule</th></tr>
<tr><td>Modul A
Mit System läuft's – Verbesserung von Alltagsorganisation und -planung</td><td>Therapieeinheit A1:
Arbeitsblatt A1: Tipps zur Verwendung von Kalender, Merkliste und Hausaufgabenheft
Arbeitsblatt A2: Verwendung eines Kalenders und einer Merkliste
Arbeitsblatt A3: Aufgabe der Woche (Einheit 1)
Arbeitsblatt A4: Meine Merkliste
Therapieeinheit A2:
Arbeitsblatt A5: Die Salami-Taktik
Arbeitsblatt A6: Üben der Salami-Taktik
Arbeitsblatt A7: Aufgabe der Woche (Einheit 2)</td></tr>
<tr><td>Modul B
Volle Konzentration – Kampf gegen Chaos, Ablenkbarkeit und Aufschieberitis</td><td>Therapieeinheit B1:
Arbeitsblatt B1: Tipps gegen Chaos und Vergessen
Arbeitsblatt B2: Aufgabe der Woche (Einheit 1)
Therapieeinheit B2:
Arbeitsblatt B3: Ablenkbarkeit
Arbeitsblatt B4: Strategien gegen Ablenkung
Arbeitsblatt B5: Meine Strategien gegen Ablenkung
Arbeitsblatt B6: Vor- und Nachteile des Aufschiebens von Aufgaben
Arbeitsblatt B7: Strategien gegen das Aufschieben
Arbeitsblatt B8: Aufgabe der Woche (Einheit 2)</td></tr>
</table>

Modul C Think Positive – Die Macht der positiven Gedanken	**Therapieeinheit C1:** Arbeitsblatt C1: Kognitiv-verhaltensorientiertes Modell bei ADHS Arbeitsblatt C2: Informationen zu negativen Gedanken Arbeitsblatt C3: Das Gedankenprotokoll Arbeitsblatt C4: Aufgabe der Woche (Einheit 1) **Therapieeinheit C2:** Arbeitsblatt C5: Die verschiedenen Arten von Denkfehlern Arbeitsblatt C6: Tipps für das Finden hilfreicher Gedanken Arbeitsblatt C7: Meine Mut-Gedanken Arbeitsblatt C8: Aufgabe der Woche (Einheit 2)
Modul D Das Emotions-Modul – Der richtige Umgang mit (negativen) Gefühlen	**Therapieeinheit D1:** Arbeitsblatt D1: Gefühle und ihre Aufgaben Arbeitsblatt D2: Übung zur Wahrnehmung von Gefühlen (Gefühlsprotokoll) Arbeitsblatt D3: Wie hängen Gefühle, Gedanken und Verhalten zusammen? Arbeitsblatt D4: Aufgabe der Woche (Einheit 1) **Therapieeinheit D2:** Arbeitsblatt D5: Wie werde ich weniger anfällig für heftige Gefühle? Arbeitsblatt D6: Das Gefühlsprotokoll in 5 Fragen Arbeitsblatt D7: Strategien zum Abschwächen intensiver Gefühle Arbeitsblatt D8: Individuelle Strategien gegen Ärger und Wut Arbeitsblatt D9: Emotionsregulationstechniken zur Reduktion innerer Anspannung Arbeitsblatt D10: Aufgabe der Woche (Einheit 2)
Modul E Weniger Stress – mehr Zufriedenheit: Strategien zum Problemlösen und gegen Stress	**Therapieeinheit E1:** Arbeitsblatt E1: Was macht mir Stress? Arbeitsblatt E2: Beispiele für externe und interne Stressoren Arbeitsblatt E3: Meine bisherigen Strategien gegen Stress Arbeitsblatt E4: Neue Strategien gegen Stress Arbeitsblatt E5: Aufgabe der Woche (Einheit 1) **Therapieeinheit E2:** Arbeitsblatt E6: Das hilft mir gegen Stress Arbeitsblatt E7: Meine Strategien gegen Stress Arbeitsblatt E8: Die 5 Stufen des Problemlösens Arbeitsblatt E9: Anwendung der 5 Stufen des Problemlösens Arbeitsblatt E10: Meine Positiv-Liste Arbeitsblatt E11: Aufgabe der Woche (Einheit 2)
Modul F Das Medikations-Modul – Den richtigen Umgang mit der ADHS-Medikation finden	**Therapieeinheit F1:** Arbeitsblatt F1: Pro-und-Kontra-Liste Arbeitsblatt F2: Die Signalübertragung im Gehirn Arbeitsblatt F3: Aufgabe der Woche (Einheit 1) **Therapieeinheit F2:** Arbeitsblatt F4: Erinnerungsstrategien für die regelmäßige Einnahme Arbeitsblatt F5: Aufgabe der Woche (Einheit 2) Arbeitsblatt F6: Protokollbogen „Behandlungsexperiment“
Modul G Die Suche nach dem Kick	**Therapieeinheit G1:** Arbeitsblatt G1: Pro-und-Kontra-Liste Arbeitsblatt G2: „Schädlicher Gebrauch“ und Abhängigkeit Arbeitsblatt G3: Aufgabe der Woche (Einheit 1) Arbeitsblatt G4: Beobachtungsbogen zum Substanzkonsum **Therapieeinheit G2:** Arbeitsblatt G5: Meine Ziele Arbeitsblatt G6: Aufgabe der Woche (Einheit 2)

Modul	Therapieeinheiten
Modul H Verbesserung der familiären Kommunikation (Für Jugendliche und Eltern)	**Therapieeinheit H1:** Arbeitsblatt H1: Fragebogen zu Konfliktverhalten (Für Jugendliche) Arbeitsblatt H2: Fragebogen zu Konfliktverhalten (Für Eltern) Arbeitsblatt H3: Vier Empfangskanäle einer Nachricht Arbeitsblatt H4: Kommunikationsregeln Arbeitsblatt H5: Unsere individuellen Kommunikationsregeln Arbeitsblatt H6: Aufgabe der Woche für Eltern (Einheit 1) Arbeitsblatt H7: Aufgabe der Woche für Jugendliche (Einheit 1) **Therapieeinheit H2:** Arbeitsblatt H8: Die 5 Stufen des Problemlösens bei schwierigen Familiensituationen Arbeitsblatt H9: Anwendung der 5 Stufen des Problemlösens Arbeitsblatt H10: Aufgabe der Woche für Eltern (Einheit 2) Arbeitsblatt H11: Aufgabe der Woche für Jugendliche (Einheit 2)
Modul I Erziehungscoaching (Für Eltern)	**Therapieeinheit I1:** Arbeitsblatt I1: Welche Faktoren beeinflussen die Eltern-Kind-Beziehung? Arbeitsblatt I2: Schwierige Situationen Arbeitsblatt I3: Ziele für die Bewältigung schwieriger Situationen Arbeitsblatt I4: Das Teufelskreismodell Arbeitsblatt I5: Der richtige Einsatz positiver und negativer Konsequenzen Arbeitsblatt I6: Aufgabe der Woche für Eltern (Einheit 1) **Therapieeinheit I2:** Arbeitsblatt I7: Unsere gemeinsamen Ziele Arbeitsblatt I8: Familienregeln Arbeitsblatt I9: Aufgabe der Woche für Eltern (Einheit 2) Arbeitsblatt I10: Aufgabe der Woche für Jugendliche (Einheit 2)
Modul J Die eigene Gesundheit im Blick behalten (Für Eltern)	**Therapieeinheit J1:** Arbeitsblatt J1: Strategien für körperliches Wohlbefinden (Für Mütter) Arbeitsblatt J1: Strategien für körperliches Wohlbefinden (Für Väter) Arbeitsblatt J2: Aufgabe der Woche für Eltern (Einheit 1)
Abschlussmodul – Wiederholung der wichtigsten Therapieinhalte	
Abschlusseinheit 1: Abschlussarbeitsblatt 1: Was hat mir geholfen? Abschlussarbeitsblatt 2: Was soll noch besser werden? Abschlussarbeitsblatt 3: Aufgabe der Woche	